W0085083

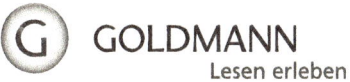

GOLDMANN
Lesen erleben

Eine Krebsdiagnose verändert erst einmal alles. Nicht nur für den Betroffenen selbst, sondern auch für seinen Partner. Umso wichtiger ist es zu wissen, wie man als Paar mit dieser neuen Situation am besten umgeht. Der Psychologe Dan Shapiro geht sehr einfühlsam auf dieses schwierige Thema ein und gibt seinen Lesern fachkundige und konkrete Tipps für die Zeit nach der Diagnose. Er spricht typische Herausforderungen und Konfliktsituationen an, die im Laufe einer Krebserkrankung auftreten können, und unterlegt diese jeweils mit anschaulichen Fallbeispielen. Dabei schöpft Shapiro nicht nur aus seiner langjährigen Erfahrung als klinischer Psychologe, sondern auch aus seiner eigenen Geschichte. Denn er selbst und auch seine Frau kämpften bereits beide erfolgreich gegen Krebs. Auch und besonders das macht dieses Buch zu einem besonders wertvollen und emotionalen Ratgeber für Paare, die den Krebs gemeinsam besiegen wollen.

Autor

Dr. Dan Shapiro ist klinischer Psychologe und Paartherapeut, spezialisiert auf die Beratung von Patienten und deren Angehörigen. Neben zwei autobiographischen Publikationen schrieb er u. a. bereits zahlreiche Artikel für die New York Times. Er lebt mit seiner Familie in Pennsylvania.

Dr. Dan Shapiro

Hand in Hand

Nach der Krebsdiagnose
für den Partner da sein

Aus dem Amerikanischen
von Imke Brodersen

GOLDMANN

Alle Ratschläge in diesem Buch wurden vom Autor und vom Verlag sorgfältig erwogen und geprüft. Eine Garantie kann dennoch nicht übernommen werden. Eine Haftung des Autors beziehungsweise des Verlags und seiner Beauftragten für Personen-, Sach- und Vermögensschäden ist daher ausgeschlossen.

Der Verlag weist ausdrücklich darauf hin, dass im Text enthaltene externe Links vom Verlag nur bis zum Zeitpunkt der Buchveröffentlichung eingesehen werden konnten. Auf spätere Veränderungen hat der Verlag keinerlei Einfluss. Eine Haftung des Verlags für externe Links ist stets ausgeschlossen.

1. Auflage
Deutsche Erstausgabe Februar 2015
Wilhelm Goldmann Verlag, München, in der Verlagsgruppe Random House GmbH
© 2015 der deutschsprachigen Ausgabe Wilhelm Goldmann Verlag, München,
in der Verlagsgruppe Random House GmbH
© 2013 Dan Shapiro
Originaltitel: *And in Health: A Guide for Couples Facing Cancer Together*
Originalverlag: Trumpeter Books, an imprint of Shambhala Publications, Inc.
Umschlaggestaltung: Uno Werbeagentur, München, unter Verwendung
eines Motivs von Kathleen Lynch, Black Kat Design
Umschlagfoto: plainpicture/tranquillium
Redaktion: Dunja Reulein
Satz: Buch-Werkstatt GmbH, Bad Aibling
AB · Herstellung: IH
ISBN 978-3-641-14517-0
www.goldmann-verlag.de

Besuchen Sie den Goldmann Verlag im Netz

Inhalt

Für Terry, die mir die Hand hielt,
als der Orkan einsetzte.
Und als er wiederkehrte.

»Er ist der Käse auf meinen Makkaroni.«
Auszug aus Juno: Das endgültige Drehbuch

Einleitung

Der Krebs führt einen an Orte,
an denen man sich sonst nie gesehen hätte.

Nancy N.

Vor acht Tagen hatte man ihr beide Brüste abgenommen. Der Genesungsprozess nach der OP war schmerzhaft, aber jetzt regt sich erstmals wieder ihre Lebenslust. Sie verspürt das tiefe Bedürfnis, sich nach einer Woche in Klinikkitteln und an Infusionsschläuchen wieder als attraktive Frau zu empfinden. Jedenfalls freut sie sich auf ein wenig Spaß. Vorsichtig schlüpft sie in den schwarzen Unterrock, der ihm so gefällt, den mit dem langen Schlitz am Bein. Obenherum trägt sie ein Sweatshirt, das trotz der festen Verbände, welche die Drainagen in ihrer Brust schützen, für Bewegungsfreiheit sorgt.

Als er ins Schlafzimmer zurückkehrt, summt sie leise die Melodie, die ihr persönliches Signal darstellt. Die Tonfolge, über die sie sich immer amüsieren, weil sie sich anhört wie aus einem nicht jugendfreien Film. Sie steht am Bett, wiegt sich in den Hüften und wirft die langen Haare noch demonstrativer zurück als sonst, damit kein Zweifel daran besteht, was sie im Sinn hat.

Er verharrt in der Tür und sieht sie fragend an.

Sie wiederholt die Melodie etwas lauter. Diesmal schwenkt sie herausfordernd das Gesäß und schlägt kokett die Augen nieder.

»Spinnst du?«, fragt er schroff. »Mensch, Susan!« Er macht auf dem Absatz kehrt und zieht sich in ein anderes Zimmer zurück.

Bei diesen vier Worten löst sich ihre Keckheit in Luft auf. Plötzlich melden sich die Schmerzen in der Brust. Eilig wechselt sie die Wäsche, zieht eine Schlafanzughose an und steigt wieder ins Bett. »Er wird mich nie wieder begehren. Ich werde nie mehr schön sein. Er sagt, ich spinne. Was heißt das? Spinne ich, weil ich dachte, meine Attraktivität bemisst sich nicht nur an meinen Brüsten?« Dieser Gedankengang gräbt sich schmerzhaft tief in ihr Bewusstsein. Nach außen hin gibt sie sich tapfer, aber sie weiß, dass der sexuelle Anteil ihrer Persönlichkeit verschwunden ist, und das macht ihr mehr zu schaffen als die Angst vor einem Rückfall. Es ist schlimmer als die Verbrennung durch die Bestrahlung, und es nagt an ihr, wann immer es im Fernsehen romantisch wird oder wenn sich in dem Immobilienbüro, wo sie arbeitet, wenn es ihr gut genug geht, ein Paar berührt. Sie hat keine Angst, dass er sie verlässt, doch sie bemüht sich, diesem Teil ihres Selbst leise Lebewohl zu sagen.

Als mir dieses Paar in meinem Sprechzimmer gegenübersaß, hatte sich die Dürre zwischen ihnen längst ausgebreitet. Die Behandlung war bereits seit einigen Monaten abgeschlossen. Behutsam bat ich die beiden um eine Beschreibung ihres Lebens seit der Diagnose, und sie waren sich einig: Es war die Hölle gewesen. Aber keiner wollte viel reden, was zu Beginn einer Paartherapie ungewöhnlich ist. Normalerweise hat mindestens einer der Partner eine ganze Menge zu erzählen. Ich wusste, dass ich nicht mit konkreten Empfehlungen ankommen konnte, bevor wir alle besser verstanden, was sie erlebt hatten. Deshalb ging ich schrittweise vor und verordnete ihnen, miteinander auszugehen, um die Romantik wiederzufinden. Erst wenn sie so weit wären, würden wir uns ernsthaft unterhalten. Zuvor jedoch mussten wir ein Saatkorn der Zuneigung finden und es eine Weile hegen.

Nach ungefähr einem Monat Therapie gab dann er beim gemeinsamen Laubharken plötzlich jene spezielle Tonfolge von sich. Zu diesem Zeitpunkt waren ihre letzten Intimitäten bereits über acht Monate her. Acht Monate in der Wüste! Im ersten Moment ärgerte sie sich, doch als er ihr die Hand hinhielt, griff sie verwirrt zu. Sie gingen ins Schlafzimmer, und es war etwas ungewohnt, aber in Ordnung, auch wenn er irgendwie nicht mehr wusste, wohin mit seinen Händen. Und als sie anschließend zur Ruhe kamen, brachen Ärger und Schmerz wie ein Sturm über sie herein.

Sie erinnerte ihn an den Tag ihres letzten Verführungsversuchs und wie grässlich sie sich damals gefühlt hatte, verunsichert und allein. Eigentlich dachte sie, es wäre ihm sicher entfallen – er erinnerte sich nie an Momente, die für sie derart einschneidend waren –, aber er wusste es noch. Diesmal hörte er ganz genau zu, und als sie fertig war und alles ausgesprochen hatte, befürchtete sie insgeheim, er würde hinausrennen und nie wiederkommen.

»Oh nein, mein Schatz, das hast du ganz falsch verstanden«, sagte er schließlich und nahm ihre Hand. »Du hattest doch noch die Drainagen und die frischen Nähte. Ich hatte solche Angst, wir könnten etwas aufreißen. Dass ich dir wehtun würde. Und außerdem wusste ich doch … ich meine, ich war fest davon überzeugt, dass du das nur für mich gemacht hast …« Und dann fügte er hinzu: »Ich dachte die ganze Zeit, du hasst mich, und ich hatte keine Ahnung, wieso.«

Wenn man diese Beziehung von außen betrachtet, wäre der ganze Kummer vermeidbar gewesen. Dieses Paar hatte schon mit dem Krebs genug zu bewältigen. Eine zusätzliche Portion an Einsamkeit, Isolation und Selbstkritik brauchten sie wirklich nicht. Am Ende jedoch hatten sie doppeltes Glück, denn sie brachten den Mut auf, um Hilfe zu bitten, und somit überstanden sie diese acht Monate ohne noch ernstere Beziehungsprobleme oder gar eine Trennung.

In diesem speziellen Fall machte ich die beiden mit den Vorzügen und Problemen des Konzepts des *Beschützens* vertraut, mit dem wir uns später noch näher befassen werden. Doch das ist nur eine von vielen vorhersehbaren Herausforderungen, mit denen eine Krebserkrankung das Leben von Paaren verkomplizieren kann.

Im Laufe meiner Bemühungen, meine eigenen Beziehungen und die meiner Patienten zu verstehen, habe ich irgendwann begriffen, dass wir leicht die Fassung verlieren, wenn sich der Krebs in unserem Leben breitmacht. Und wie absurd es eigentlich ist, dass so viele von uns sich dabei von den Menschen entfremden, die wir lieben und die wir am meisten brauchen, wenn wir uns in das unbekannte, feindselige Universum des Krebses vortasten.

Dabei steht viel auf dem Spiel. Die Qualität unserer Ehe oder Partnerschaft scheint nicht nur das psychische, sondern auch das körperliche Befinden zu beeinflussen. Bei einer Langzeituntersuchung an Paaren – von der Diagnose bis fünf Jahre danach – zeigte sich, dass Krebspatienten mit schwierigen Ehen sich langsamer von der Behandlung erholen und eine schlechtere Prognose haben.[1]

Sobald wir geduldig wie ein Goldschürfer an der Oberfläche kratzen, stellt sich heraus, dass wir alle uns dasselbe wünschen: Angesichts des Abgrunds wollen wir jemanden an unserer Seite wissen. Jemanden, der uns zum Lachen bringt, uns die Hand hält und sich gemeinsam mit uns dem Unbekannten tapfer stellt.

Dieses Buch habe ich geschrieben, damit Sie nach der erschütternden Diagnose Ihrer Krebserkrankung oder der Ihres Partners als Paar enger zusammenrücken. Damit Sie gemeinsam mit den typischen Situationen und Konflikten umgehen lernen und am Ende hoffentlich gestärkt und gesund aus dieser schwierigen Krise hervorgehen.

Ihr Lotse auf dieser Tour

Ich bin keineswegs glücklich über meine persönliche Erfahrung und die daraus resultierende, tiefergehende Sachkenntnis im Umgang mit Krebserkrankungen.

All die Chancen, die mit dieser Erfahrung einhergingen, würde ich für ein Leben ohne Chemotherapie eintauschen. Doch ich hatte keine Wahl. Ich lasse beim Schreiben verschiedene Perspektiven einfließen. Zuallererst: Ich habe beide Rollen persönlich erlebt. Ich war unterstützender Partner und Krebspatient.

Mit Anfang 20 kämpfte ich fünf lange Jahre mit einer hartnäckigen Form von Lymphkrebs, die mein Leben bedrohte. Mitten in diesem Kampf lernte ich meine Frau Terry kennen, verliebte mich und heiratete. Jeder Statistik zum Trotz war ich nach diversen Behandlungen – einschließlich einer fehlgeschlagenen Knochenmarktransplantation – schließlich geheilt, auch wenn ich dies erst Jahre später sicher wusste. Und dann, zwölf Jahre später, entwickelte sich bei Terry ein gefährlicher Brusttumor, der ebenfalls intensiver Behandlung bedurfte.

Neben meiner Qualifikation als Patient und fürsorglicher Partner habe ich an den Universitäten Harvard und Florida Psychologie studiert, die entsprechende klinische Ausbildung durchlaufen und mit Paaren gearbeitet, die sich einer Krebserkrankung stellen mussten. Zu diesem Thema habe ich auch Forschungsprojekte betrieben und für dieses Buch 40 Paare interviewt, von denen mindestens ein Partner an Krebs erkrankt war (bei einigen wenigen waren beide betroffen, und einmal unterzogen sich beide gleichzeitig einer Chemotherapie).

Die eingestreuten Zitate und Geschichten realer Personen sollen die doch zum Teil düstere Thematik etwas auflockern. Ich hoffe, dass Sie einige Male mit mir lachen können, aber auch zum Nachdenken angeregt werden.

Ein Wort noch zum Aufbau: Dieses Buch besteht aus kurzen, leicht verdaulichen Abschnitten, die wie Mosaiksteinchen für sich stehen, sodass Sie jederzeit einen davon kopieren und weitergeben können. Wann immer es möglich ist, gehe ich jeweils von realen Erlebnissen aus, steuere Kommentare anderer Paare bei und erzähle Geschichten, die direkt aus dem Leben gegriffen sind. Insgesamt fügen sich die Steinchen zu einem stimmigen Bild zusammen, das zugleich die meisten kritischen Themen anspricht, denen ein Paar sich angesichts einer Krebserkrankung zu stellen hat.

Im ersten Kapitel geht es um Aspekte, die unmittelbar nach der Diagnose Krebs wichtig sind. Kapitel zwei behandelt die ersten Herausforderungen, auf die sich ein Paar vor der Krebstherapie einstellen muss. Das dritte Kapitel gibt Hilfestellung im Umgang mit dem Gesundheitssystem im Allgemeinen und dem Behandlungsteam im Besonderen. In Kapitel vier erläutere ich, wie man am besten mit Stimmungsschwankungen, Frust und Depressionen umgeht. Sie können gern alle anderen Kapitel auslassen, aber das sollten Sie lesen! Im fünften Kapitel geht es darum, wie man sich auf einen neuen Lebensrhythmus einstellt. Hier finden Sie auch Hinweise zu Themen, die bei von Krebs betroffenen Paaren häufig hochkochen. Kapitel sechs widmet sich Beziehungen zu Außenstehenden, die teils hilfreich, teils belastend sein können. Im siebten Kapitel dreht sich alles um Sex. Bei vielen Liebespaaren, die sich einer Krebserkrankung stellen müssen, ist dieses heikle Thema von zentraler Bedeutung. Das achte Kapitel soll das Nachdenken über zwei Kernthemen jeder Beziehung während einer Krebserkrankung unterstützen, nämlich Nähe und Abhängigkeit. Zusätzlich habe ich ein neuntes Kapitel angehängt, in dem angesprochen wird, wie der Ernstfall aussehen kann, und welche Schritte man vorsorglich machen sollte. Abschließend folgen ein paar allgemeine Gedanken über die wichtigsten Komponenten einer Beziehung, die von einer Krebserkrankung überschattet wird.

1. Diagnose Krebs – das müssen Sie jetzt wissen

Wenn Sie oder Ihr Partner mit der Diagnose Krebs nach Hause gehen, können Sie vermutlich kaum noch klar denken. Nach jahrelangen Gesprächen mit frisch diagnostizierten Patienten habe ich deshalb einen »Grundkurs Krebs« für Paare entwickelt, der aus drei einzelnen Bausteinen besteht. Erstens sollten Sie wissen, dass Sie auch dann eine Chance haben, wenn Ihre Beziehung nicht »perfekt« ist. Zweitens möchte ich Sie im Umgang mit den aktuell zentralen Beziehungen in Ihrem Leben unterweisen, nämlich denen zu Ihren Ärzten. Hier geht es vor allem um die Frage, wie Ärzte ausgebildet werden, und wie diese Ausbildung ihre Art zu kommunizieren beeinflusst. Drittens gebe ich Ihnen einige Grundregeln an die Hand, mit deren Hilfe Sie häufige Konflikte der Anfangsphase umschiffen können.

Außerdem werden in diesem Kapitel zwei weitere Themenbereiche angesprochen, die bedeutsam sind: Das ist zum einen die Frage, inwiefern die persönliche Recherche von Informationen hilfreich oder von Nachteil sein kann. Zum anderen erhalten diejenigen unter Ihnen, die mit der Familienplanung noch nicht abgeschlossen haben, Hinweise, wie Sie Ihre Fruchtbarkeit oder Zeugungsfähigkeit bewahren können.

Eines möchte ich Ihnen noch ans Herz legen: Vielleicht beschleicht Sie beim Lesen dieses Kapitels mitunter das Gefühl, dass ich Ihnen alles Mögliche empfehle, was Sie zu diesem frühen Zeitpunkt tun sollten, wo Sie beide sich doch schon jetzt überfordert fühlen, Angst haben und erschöpft sind. Es kann bereits unglaublich anstrengend sein, einfach nur aus dem Bett zu steigen, und urplötzlich haben Sie neben allen anderen Aufgaben in Ihrem Leben einen weiteren Vollzeitjob. Denken Sie daher immer daran, dass Sie nur das tun müssen, was *heute* ansteht. Und wenn selbst das zu viel ist, tun Sie nur das, was gerade *jetzt* ansteht. Niemand verlangt, dass Sie den kompletten Krankheitsprozess an einem Tag bewältigen!

Auch wenn die Beziehung nicht perfekt ist, können Sie ein starkes Team werden

Woher weiß man, dass man unzertrennlich ist?
Wir alle glauben, es zu wissen. Wir dachten, wir wüssten es,
bis die Krankheit kam. Jetzt wissen wir es wirklich.

Mike Proctor

Wenn wir das bewältigen, wird unsere Ehe davon profitieren.

Tobin Hodges

Wenn ich einen Raum betrete, setzt keine Geigenmusik ein. Ich komme auch selten mit wehendem Haar hoch zu Ross angesprengt, um meine Frau vor dem Drachen zu retten. Unsere Beziehung ist nicht hollywoodmäßig, und Ihre wahrscheinlich auch nicht. Glücklicherweise ist das auch nicht erforderlich, damit wir uns als Partner beistehen können. Dennoch kann ein kurzer Blick auf unsere Beziehungen und Vorlieben dazu beitragen, vorhersagbare Konflikte zu umgehen, die schon zu Beginn einer Krebserkrankung entstehen können. Über zwei Punkte, die den Umgang mit behandelnden Ärzten betreffen, sollten Sie sich in diesem frühen Stadium Gedanken machen:

1. Sie haben möglicherweise unterschiedliche Einstellungen zu Autoritäten.
2. Fachwissen und persönliche Zuwendung sind für beide Partner vielleicht unterschiedlich wichtig.

Beginnen wir mit Ärzten und ihrer Autorität. Um zu erklären, warum die Arzt-Patienten-Kommunikation nicht immer optimal erscheint, möchte ich einen kurzen Blick auf die Geschichte werfen.

Erste Krebsoperationen sind bereits aus der Zeit um 1600 vor Christus überliefert, wie aus Papyrusrollen hervorgeht, die in der zweiten Hälfte des 19. Jahrhunderts in Ägypten gefunden wurden.[1] Natürlich wissen wir nicht, ob die ägyptischen Ärzte ihren Patienten die wahre Diagnose verraten haben. In den letzten 200 Jahren jedoch, in denen die Medizin immer mehr über Krebs wusste, hüllten Ärzte sich gern in Schweigen.

In den 50er- und dann noch einmal in den 60er-Jahren wurden Ärzte befragt, ob sie ihren Patienten die Diagnose Krebs verraten würden. Die breite Mehrheit – über 90 Prozent – verneinte. »Das wäre, als würde man jemanden ins Konzentrationslager stecken«, schrieb einer von ihnen.[2]

Ende der 70er-Jahre schlug der Trend in die Gegenrichtung um.[3] Inzwischen gab es bei der Behandlung gewisse Fortschritte, die Einstellung zu Autoritäten und das Verhältnis Arzt-Patient hatten sich verändert, und die Ärzte fingen an, ihren Patienten die Wahrheit zu sagen. Danach brach die Epoche der »legalistischen Medizin« an, in der ein Doktor sogar verklagt werden konnte, wenn er einem Patienten Probleme verschwieg. Damit schwang das Pendel heftig zur Gegenseite. Inzwischen sind Mediziner weitgehend verpflichtet, einen möglicherweise unguten Ausgang einschließlich unerwünschter Wirkungen der nötigen Arzneimittel und Eingriffe zu erwähnen.

Insgesamt gesehen hat die Ärzteschaft aktuell also erst 30 Jahre Erfahrung darin, ihren Patienten reinen Wein einzuschenken. Und für die Frage, wie man einem Patienten erklärt, dass er Krebs hat, existieren keine Leitlinien.

Ich habe diese niederschmetternde Nachricht bereits drei Mal erhalten, und entlang meines Weges gab es noch viele kleinere schlechte Nachrichten. Jedes Mal tasteten sich die Ärzte anders an das Problem heran. Die meisten gehen eher unstrukturiert vor, erwähnen statistische Daten und Behandlungsmöglichkeiten und erläutern ausführlich, woher sie wissen, dass es wirklich Krebs ist und nichts anderes.

Ich persönlich bevorzuge den einfachen Ansatz, bei dem man mir sagt, wo das Problem liegt, und mir einen Behandlungsvorschlag unterbreitet. Die meisten Ärzte reden jedoch ziemlich viel und wurschteln sich irgendwie durch. Das mag daran liegen, dass wir Dozenten an den medizinischen Hochschulen unsere Studenten erst seit relativ kurzer Zeit auffordern, derartige Gespräche zu üben.

Unter einem unstrukturierten Gespräch verstehe ich zum Beispiel den Auftakt, dass man eine gute und eine schlechte Nachricht hat. Die gute Nachricht ist vielleicht, dass neben der Klinik für Chemotherapie ein fantastisches Parkhaus liegt. Die schlechte Nachricht ist, dass man es bald brauchen wird! Andere spielen Professor und zeichnen uns Zellen auf, während sie mit Begriffen wie Multiplikationsrate um sich werfen, als wären wir alle der Faszination der Wissenschaft genauso erlegen wie sie. Und viele Ärzte wissen nicht so recht, wie sie ihre Aufmerksamkeit zwischen den elektronischen Hilfsmitteln in der Klinik und ihren Patienten aufteilen sollten. Deshalb blicken manche viel zu lange auf ihren Computerbildschirm und konzentrieren sich zu sehr auf die korrekte Dateneingabe für eine vollständige elektronische Patientenakte.

Was wir uns in solchen Situationen wünschen, sind hingegen Ärzte oder Ärztinnen, die uns sagen, dass sie einen erstklassigen Behandlungsansatz haben, der Schritt A, B und C umfasst. Und natürlich wollen wir, dass sie uns offen ins Gesicht sehen und sagen: »Es tut mir so leid, dass ich schlechte Nachrichten habe, aber ich werde alles tun, was in meiner Macht steht, damit Sie überleben. Ich bin auf diesem Weg bei jedem Schritt an Ihrer Seite.«

Darüber hinaus möchten wir, dass solche Dinge im Sitzen ausgesprochen werden und dass man uns dabei ansieht. Danach sollte man uns bitten, eventuelle Fragen zu äußern, um diese anschließend geduldig und mit Bedacht zu beantworten.

Die Situation aus Sicht der Ärzte

Manche Menschen heben ihren Arzt auf ein Podest, wie andere es mit dem Pfarrer machen. Dabei sind das Menschen wie du und ich. Ich habe ständig nachgehakt und gedrängelt. Sonst wäre mein Mann heute wohl nicht mehr am Leben.

Linda Spencer

Ärzte setzen für ein Patientengespräch häufig nur eine Viertelstunde an. Neue Patienten bekommen vielleicht eine halbe Stunde. Wenn ein Termin sich länger als 15 Minuten hinzieht, zum Beispiel wegen mehrerer komplexer Probleme, oder wenn ein Notfall dazwischenkommt, kann dies die gesamte Terminplanung für diesen Tag über den Haufen werfen. Und zwei Patienten mit komplexer Thematik am frühen Morgen? Vergessen Sie's! Dann müssen alle ewig warten. Das ist die häufigste Klage unter Ärzten, aber keineswegs die einzige.

Die Arnold P. Gold Foundation befragte im Jahr 2010 insgesamt 600 Patienten aus ganz Amerika, darunter auch solche, die selbst im Gesundheitswesen arbeiteten. Dabei zeigte sich, dass 70 Prozent von ihnen den Eindruck hatten, sie würden regelmäßig zu lange warten, bis sie endlich den Arzt sehen. 43 Prozent fanden, sie hätten zu wenig Gelegenheit, ernste Bedenken anzusprechen, und 47 Prozent hatten den Eindruck, ihre Ärzte wären häufig in Eile. Ein geringerer Prozentsatz klagte über schwerwiegendere Probleme, darunter über Ärzte, die während des Patientengesprächs Notizen eingaben (18 Prozent), unhöfliche oder herablassende Ärzte (20 Prozent) sowie die Verwendung verwirrender medizinischer Bezeichnungen (sieben Prozent).[4]

Im Rahmen von Studien wurden Gespräche zwischen Onkologen und Patienten akustisch aufgezeichnet und später sorgfältig auf emotionale Äußerungen der Patienten und eine einfühlsame Reaktion des Arztes hin analysiert. Dabei ergab sich, dass Onkologen im Durchschnitt nur auf etwa ein Fünftel der Gefühlsäußerungen der Patienten empathisch reagierten.[5]

Es ist also durchaus sinnvoll, wenn Sie sich bereits jetzt auf lange Wartezeiten in der Praxis und im Krankenhaus einstellen. Zudem ist es möglich, dass Ihr behandelnder Arzt Sie von oben herab behandelt. Und wenn Sie zeigen, dass Sie unglücklich sind oder Angst haben, besteht eine hohe Wahrscheinlichkeit, dass er einfach nicht darauf reagiert beziehungsweise damit nicht angemessen umgehen will oder kann.

Viele Menschen erhoffen sich von einem Arzttermin einen ähnlichen Ablauf, als wenn man ein defektes Gerät zur Reparatur bringt. Als ich klein war, wohnte gegenüber von uns ein gewisser Victor Spachek aus der damals noch existierenden Tschechoslowakei, der in seiner Werkstatt Fernseher reparierte. Mein Vater trug unseren Fernseher manchmal zu ihm rüber und sagte: »Vic, ich weiß nicht. Der ist kaputt.« Dann nickte Vic mit ernstem Gesicht und nahm meinem Vater den Patienten ab. Ein paar Tage später war der Fernseher zurück und funktionierte wieder. Einfach so.

Aber Ärzte sind keine Fernsehtechniker. Auch ein eher passiv veranlagter Patient muss bei einer Krebserkrankung häufig persönlich aktiv werden. Manchmal müssen wir komplizierte Einnahmepläne für Medikamente beachten. Wir müssen übliche Nebenwirkungen der Behandlung von den gefährlichen unterscheiden und uns klar ausdrücken, damit es uns während der Behandlung besser geht.

Außerdem müssen wir uns mitunter zu Wort melden, wenn man

uns übermäßig lange warten lässt, und dürfen uns nicht davon irritieren lassen, wenn ein Arzt sich doch einmal arrogant verhält.

Für Paare ist es in so einer Zeit einfacher, wenn sie als Team auftreten. Bei jeder Begegnung mit dem Arzt herrscht konsequente Arbeitsteilung. Beispielsweise kann zuerst der eine fragen, und der andere notiert die Antworten; danach fragt der andere, und der Erste schreibt mit. Beide Partner können wichtige Fragen haben, die sie loswerden wollen.

Gerade bei den ersten Terminen sollten wichtige Punkte angesprochen werden. Zum Beispiel welchen Facharzt Sie als Nächstes aufsuchen sollten, welche Behandlungsmöglichkeiten bestehen oder welche Informationen zur Diagnose noch ausstehen – schließlich gibt es je nach Krankheitsstadium unterschiedliche Behandlungsansätze. Solche Informationen erhalten wir zu einem Zeitpunkt, an dem wir uns vorkommen, als hätte uns ein Orkan das schützende Dach weggerissen und wir stünden schutzlos inmitten der Trümmer. Derartige Gefühle können die Konzentrationsfähigkeit massiv beeinträchtigen. Auch deswegen ist es sinnvoll, bei diesen Terminen immer zu zweit zu erscheinen, denn so erinnert sich vielleicht der Partner daran, eine wichtige Frage zu stellen, die der Patient in diesem Moment vergisst.

Die Situation aus Sicht der Patienten

Zunächst einmal sind wir keine Ärzte. Man hört diese ganzen komplizierten Begriffe, diese ganze Medizinersprache, und man ist davon überwältigt.

David Milson

Anfangs kommt es bei manchen Paaren zu Konflikten. Sie sind sich uneinig, wie sie mit dem Arzt, der Schwester oder anderen wichtigen Ansprechpartnern umgehen sollen. Ein Beispiel ist Gerry. Wenn er seine Frau zur Bestrahlung begleitete, kam der Onkologe immer zu spät und wirkte zudem gehetzt. Deshalb fragte Gerry ihn nach dem Grund: »Wir kommen hierher, warten stets eine ganze Weile, und wenn Alice dann dran ist, haben Sie nicht einmal Zeit für die kleinste Frage. Was ist hier los?«

Gerry erzählte mir: »Meine Frau und ich reagieren ganz unterschiedlich. Wenn sie im Restaurant sitzt und der Kellner das falsche Essen bringt, dann isst sie es. Ich nicht.« Aus Alice' Sicht hingegen brachte ihr Mann unnötigerweise genau die Personen gegen sie auf, von denen gerade ihr Leben abhing. Sie wollte, dass diese Leute sie mochten. Sie hatte das Gefühl, mitten im Ozean zu treiben, und ihr Mann würde die einzigen Menschen verärgern, die ein Rettungsboot hätten. »Ist doch egal, ob sie zu spät kommen oder wenig reden«, meinte sie.

Ich kann beide Perspektiven nachvollziehen. Ich weiß noch, wie ich zu Beginn meiner Krebserkrankung versuchte, eine persönliche Beziehung zu meinen Ärzten aufzubauen. Ein Teil von mir war der Meinung, dass sie sich stärker für mein Überleben ins Zeug legen würden, wenn sie mich lieber hätten als andere Patienten. Vielleicht würden sie internationale Experten zurate ziehen, bis spät in die Nacht und am Wochenende über meinen Laborwerten brüten und mich mehrmals pro Stunde anrufen, um sich nach meinem Befinden zu erkundigen. Da ich weder backen noch nähen noch sonstige persönliche Geschenke einbringen konnte, gab ich mir Mühe, immer lustig und gut gelaunt, ja, sogar unterhaltsam zu sein.

Als ich hingegen als Ehemann betroffen war, wollte ich einfach die beste Behandlung für Terry. Ich konnte zwar nicht direkt gegen ihren Krebs kämpfen, aber ich konnte wenigstens dafür sorgen, dass niemand sie schlecht oder unzulänglich behandelte. Deshalb setzte ich mich mit ihren Ärzten und deren Erklärungen kritisch auseinander, und wenn Terry nicht gut behandelt wurde oder aus meiner Sicht zu lange warten musste, machte ich meiner Empörung Luft.

Man muss diesbezüglich aber ein Gleichgewicht finden. Einerseits sollte man in Praxen und Kliniken nicht als Nervensäge oder Besserwisser verschrien sein, andererseits sollte man aber auch nicht untergebuttert oder übersehen werden, nur weil man sich nicht zu Wort meldet.

Ich kenne durchaus Patienten, die sich fordernd und wie ein verzogenes Kind verhielten. Während meiner Assistenzzeit bat mich ein Onkologe einmal, mit einer schwierigen Patientin und deren Familie zu sprechen. Er sagte: »Diese Leute halten unsere Klinik für ein Hotel. Bitte erinnern Sie sie daran, dass sie eher im Gefängnis sitzen.«

Für Paare wird es knifflig, wenn diese zwei Sichtweisen kollidieren: Der eine will am liebsten zum nettesten Patienten des Jahres gekürt werden, der andere behandelt hoch spezialisierte medizinische Fachkräfte wie Untergebene.

Deshalb sollte jedes Paar zwei Vorgehensweisen in sein Repertoire aufnehmen: Gehen Sie mit dem behandelnden Ärzteteam um wie mit den überarbeiteten, wohlmeinenden Menschen, die sie in der Regel sind – und melden Sie sich, wenn wichtige Bedürfnisse nicht erfüllt werden.

Auf das Bedürfnis des gesunden Partners, sich für den Kranken einzusetzen, und wann, wo und wie dies sinnvoll ist, gehen wir später ein. Aktuell sollten Sie festlegen: Wer von Ihnen meldet sich, wenn man Sie eine Stunde warten lässt? Wer bittet die Schwester oder den Arzt um etwas mehr Zeit, wenn Sie noch Fragen haben? Wer macht sich Notizen oder schneidet – mit Einverständnis des Arztes – das Gespräch mit? Überlegen Sie außerdem: Unter welchen Umständen sollten Sie das Behandlungsteam zwischen den Terminen kontaktieren?

Auch die Frage der passenden Reaktion auf einen herablassenden Arzt sollten Sie vorab miteinander besprechen: Wer von beiden protestiert? In diesem Zusammenhang wäre auch zu klären, welcher Partner hartnäckig nachfragt, wenn bestimmte Punkte noch nicht ausreichend klar sind, oder wenn der Arzt Computer und Diktiergerät mehr Aufmerksamkeit schenkt als Ihnen.

Über solche Punkte sollten Sie nicht nur jetzt sprechen, sondern auch langfristig, weil Sie auf diese Weise ein besseres Team bilden werden.

Bitte machen Sie sich dabei bewusst, dass beide Einstellungen ihre Berechtigung haben. Es ist nachvollziehbar, dass man gemocht werden möchte, wenn das eigene Leben von anderen Menschen abhängt. Ebenso nachvollziehbar ist es, dass man füreinander da sein und den kranken Partner beschützen möchte. Wenden wir uns nun einem häufigen Konfliktfeld für Paare zu, nämlich der Frage, wem wir in Bezug auf die Behandlung vertrauen sollten.

Welcher Arzt der »richtige« ist, entscheidet der kranke Partner

Wenn Sie sich nicht trauen, den Anwesenden eine Frage zu stellen, sind es die falschen, selbst wenn sie fachlich die besten sind.

Ross King

Manchmal bitte ich David, mich zu begleiten. Dann kommt er herein und setzt sich ganz still dazu. Er hat dann diesen freundlichen, zuversichtlichen Gesichtsausdruck. Es gibt auch Zeiten, wo ich ihn (da drin bei den Ärzten) nicht haben will. Er fragt nie: »Warum wolltest du mich diesmal nicht dabeihaben, warum wolltest du alleine reingehen, und ich durfte nicht mit?« So etwas tut er nicht.

Sandra Wilkerson

Im 19. Jahrhundert hatten selbst viel beschäftigte Ärzte maximal acht Patienten pro Tag, die sie zu Hause aufsuchten. Noch um 1930 waren 40 Prozent der Arzt-Patienten-Kontakte in Amerika Hausbesuche[6], und 1950 betrug die durchschnittliche Verweildauer in manchen Kliniken über 20 Tage.[7] Ärzte verbrachten früher also relativ viel Zeit mit ihren Patienten.

Heute beträgt die durchschnittliche Verweildauer im Krankenhaus in Amerika nicht einmal fünf Tage. In Deutschland lag sie 2012 bei 7,7 Tagen, und auch dies liegt nur daran, dass manche Menschen monatelang auf speziellen Stationen liegen und damit den Durchschnitt heben.[8] Hinzu kommt, dass ambulante Termine kürzer sind als in früheren Generationen. Ein Arztgespräch dauert im Durchschnitt unter zehn Minuten (wobei Onkologen deutlich mehr Zeit aufwenden, nämlich durchschnittlich 19 Minuten).[9] Viel Zeit mit dem Arzt bleibt uns also nicht, und das kann mitunter unter Druck setzen. (Es stimmt übrigens, dass Patienten bei mindestens jedem dritten Arztgespräch frühzeitig vom Arzt unterbrochen werden. Allerdings zeigt die genauere Auswertung dieser Daten, dass derartige Unterbrechungen zum besseren Verständnis beitragen. Eine unterschiedliche Meinung zum Gesprächsergebnis herrscht eher vor, wenn der Arzt beim Termin abgelenkt erscheint.)

Für Patienten ist es ausgesprochen frustrierend, wie schwierig es ist, allein aus dem Beobachten und Zuhören abzuleiten, wie kompetent ihr Arzt tatsächlich ist. Selbst uns fiel dies schwer, und das, obwohl meine Frau als Krankenschwester in der Onkologie arbeitet!

Angesichts einer Krebserkrankung brauchen wir Ärzte, die am Krankenbett sozial *und* fachlich kompetent sind. Eher ganzheitlich orientierte Kollegen sind der Ansicht, dass die fachliche Kompetenz sich nicht von der sozialen Kompetenz trennen lässt, weil ein einfühlsamer Arzt dem Kranken mehr Informationen entlocken kann. Bei Krebs ist jedoch vorrangig, dass die eigenen Ärzte fachlich auf dem aktuellsten Stand sind, genau beobachten, wie ein Patient auf die jeweilige Behandlung – zum Beispiel eine Chemotherapie – reagiert, und alle Behandlungsoptionen gründlich gegeneinander abwägen.

Das Problem: Eine hohe soziale Kompetenz wird leicht mit hoher Fachkompetenz verwechselt. Wie einfühlsam und sympathisch jemand ist, können wir praktisch immer erkennen, weil wir es deutlich spüren. In Bezug auf die fachliche Kompetenz hingegen verlässt man sich auf mehr oder weniger aussagekräftige

Faktoren. Hierzu zählen beispielsweise Lage und Ruf der Praxis oder Klinik oder gar die Ausstattung des Wartezimmers, auch wenn dies nicht unbedingt etwas damit zu tun hat, wie intensiv das Team sich einbringt, wie kreativ man dort vorgeht oder welcher Ethos dort herrscht.

Die Wahl des Arztes oder der behandelnden Praxis beruht in vielerlei Hinsicht auf einer Mischung aus Fakten und Glauben. Deshalb sind sich Paare häufig nicht einig, ob der jeweilige Arzt gut ist – schließlich können beide Partner in einem gewissen Maße nur raten.

Unsere Ärzte sollten uns sagen können, wie viele andere Patienten sie unter vergleichbaren Umständen bereits behandelt haben, auf welche Daten sich ihre Entscheidungen stützen und ob sie bereit sind, externe Kollegen vom Fach hinzuzuziehen, um uns zu helfen. Das sind Schlüsselfragen zur Qualität.

Sehr wichtig ist ebenso, dass der Erkrankte dem eigenen Arzt vertraut. Diese Entscheidung ist sehr persönlich und muss vom Partner mitunter mitgetragen werden, auch wenn dieser anderer Meinung ist. Über die Arztwahl entscheidet letztendlich derjenige, dessen Körper in Gefahr ist.

Der kranke Partner trifft alle maßgeblichen Entscheidungen über den eigenen Körper

Mein Mann war von Anfang an für eine Mastektomie. Wegen meiner Schwangerschaft konnte die fehlende Brust dann nicht zeitnah rekonstruiert werden. Die verbliebene Seite bereitete sich auf das Stillen vor, und wir nannten sie liebevoll »Wanda, die

Wundertitte«, im Gegensatz zu der stark deformierten, geradezu eingedellten anderen Seite und meinem wachsenden Bauch.
Ich brauchte diverse Prothesen, um Wanda auszugleichen, die in
Rekordtempo zu wachsen schien. Mein Mann sagte mir die ganze Zeit, wie schön ich in seinen Augen sei. Mein Sohn wurde per
Kaiserschnitt geholt (noch eine Narbe für meine Sammlung), und
drei Wochen später begann der erste von vier chemotherapeuti-
schen Behandlungszyklen mit Adriamycin/Cytoxan. Nach dem
ersten Zyklus rasierte er mir den Kopf, erst als Irokesenschnitt,
dann völlig glatt. Ich war traurig und hatte große Angst, aber er
war körperlich und emotional immer bei mir. Selbst im Bett hat
er sich nie gescheut, die deformierte Seite zu berühren.

Lauren Stone

Sobald die Untersuchungsergebnisse vorliegen, müssen Entscheidungen getroffen werden. Manche Paare bewältigen dieses Stadium
sehr gut. Sie gehen die Optionen systematisch durch, sprechen darüber und kommen zügig zu einer Übereinkunft. Vielfach sind die
Optionen zudem nicht gleichwertig, sodass die breite Mehrheit von
vorneherein zur selben Entscheidung tendieren würde. Bei manchen Erkrankungen – insbesondere bei Brust- und Prostatakrebs –
haben die Alternativen jedoch unterschiedliche Konsequenzen.

Tatsächlich trifft der eine hier eventuell eine Entscheidung, die
auf die Dauer beide betrifft. Bei Prostatakrebs bestehen beispielsweise im Einzelfall verschiedene Operationsmöglichkeiten mit
unterschiedlichen Begleiterscheinungen. Bei einem häufigen Verfahren steigt die Aussicht, dass der Patient impotent wird; beim
Alternativverfahren ist eine nachfolgende Inkontinenz wahr-
scheinlicher. Eine andere Frage ist die gewünschte Aggressivi-

tät des Vorgehens. Bei Brustkrebs lassen sich viele Patientinnen gleich beide Brüste amputieren, auch wenn nur eine Seite erkrankt ist. Andere wünschen einen möglichst schonenden Eingriff, obwohl ihnen bewusst ist, dass unter diesen Umständen ein höheres Rückfallrisiko besteht.

An dieser Stelle möchte ich eine persönliche Geschichte erzählen. Bei Terry war der Tumor fingerdick und mindestens vier Zentimeter lang. Zudem hatten sich die Zellen bereits aus der Brust gelöst und waren in die Achsellymphknoten vorgedrungen. Sie wollte beide Brüste abnehmen lassen. Sofort.

»Warum beide?«, fragte ich.

»Warum nicht?«, sagte sie.

»Aber die da hat doch nichts falsch gemacht«, sagte ich und deutete dabei zaghaft auf ihre linke Seite.

Sie wurde wütend. »Und die Eierstöcke lasse ich mir auch gleich rausnehmen. Mein Krebs wird von Östrogen genährt. Also fliegen sie raus.«

Dazu hatte auch ich durchaus eine Meinung. Ich mochte ihre Brüste. Und auch die Entfernung der Eierstöcke war aus meiner Sicht ein erheblicher Eingriff. Sie würde übergangslos in die Menopause eintreten. Solche Gedanken brachte ich jedoch augenblicklich zum Schweigen. Schließlich ging es um ihren Körper. Um ihr Überleben. Genau wie ich einst entschieden hatte, dass ich weiter therapiert werden wollte, obwohl die Dinge trostlos standen, war dies nun ihre Entscheidung.

Es ist Ihre Aufgabe, Ihrem kranken Partner zu helfen, die besten Informationen zu erhalten, die verfügbar sind, und zu sprechen, wenn Sie gefragt werden. In erster Linie jedoch müssen Sie den anderen unterstützen. *Dies gilt auch, wenn man als Partner mit derartigen Entscheidungen leben muss.* Am besten sagen Sie: »Ich unterstütze und liebe dich, ganz gleich, wie du dich entscheidest.« Als Patient sollten Sie die Entscheidung treffen, mit der Sie sich am wohlsten fühlen – nicht die, die für den Partner oder die Partnerin am angenehmsten ist. Wenn Sie jetzt nicht das eigene Wohl in den Vordergrund stellen, kann dies später Groll nach sich ziehen, und der wiederum kann für Ihre Beziehung schädlich sein.

Holen Sie frühzeitig umfassende Informationen ein

Als ich nach einer Knochenmarktransplantation einen Rückfall erlitt, sah es schlecht für mich aus. Vier Jahre zuvor hatten die Ärzte meine Chancen, die nächsten fünf Jahre zu überleben, noch mit mindestens 70 Prozent beziffert. Jetzt war mein Arzt um Worte verlegen und mochte mir nicht in die Augen sehen. Es war bereits der zweite Rückfall, und ich wusste, dass mein Körper nach den aggressiven Behandlungen erschöpft war.

Ich konnte den neuen Tumor zwischen den Schlüsselbeinen, dicht unter meinem Adamsapfel, selbst ertasten. Er war fest und zäh, wie Reifengummi. Mein Onkologe tastete ihn ab, und eines seiner Augenlider begann zu zucken. Er rieb seinen Nasenrücken, senkte den Kopf, wusch sich die Hände und setzte sich dann zu uns. Ohne uns anzusehen, meinte er, dass wir uns angesichts der Situation möglicherweise fragen sollten, ob wir die Behandlungen überhaupt noch fortsetzen wollten. Auf dem Heimweg waren wir am Boden zerstört.

Am Folgetag jedoch kontaktierte Terry einen befreundeten

Onkologen aus dem Krankenhaus und fragte ihn, was er über Morbus Hodgkin wüsste. Wer seien die besten Ärzte der Welt? Damals – 1990 – hatten wir noch kein Internet zu Hause, aber es gab bereits wissenschaftliche Suchmaschinen. Während also meine Verlobte alle erdenklichen Leute abtelefonierte, ging ich in die Bibliothek, suchte nach Originalartikeln zum Hodgkin-Lymphom und erstellte so eine Liste der Ärzte, die wissenschaftliche Artikel über meine Krankheit geschrieben hatten.

Auf diese Weise fanden wir gemeinsam drei Ärzte, die bei uns als Experten galten. Ihre Praxen befanden sich in Chicago, in Nebraska und im kalifornischen Palo Alto. Ich beschloss, alle drei anzurufen, auch wenn ich mir ein bisschen wie ein Callcenter-Mitarbeiter auf Kaltakquise vorkam. Aber die Angst vor dem Tod verlieh mir neue Energie – und was hatte ich schon zu verlieren? Schlimmstenfalls würden sie gar nicht mit mir reden wollen. Dank meiner Hartnäckigkeit gelang es mir jedoch, innerhalb von einer Woche mit allen dreien persönlich zu sprechen.

Die ersten beiden stimmten meinem Arzt vor Ort zu und gaben mir vorsichtig zu verstehen, dass weitere Behandlungen sinnlos seien. Der dritte hingegen reagierte nur leicht irritiert, dass ich ihn während seiner persönlichen Laborzeit vor der eigentlichen Arbeit kontaktierte (die Zeitzonen hatte ich dummerweise aus dem Blick verloren). Er sagte: »Ja. Aha. Das tut mir leid für Sie. Gut. Rufen Sie in unserer Klinik an. Neue Patienten sehe ich mir mittwochs an, da bin ich in der Klinik. Machen Sie einen Termin. Bringen Sie all Ihre Unterlagen mit. Oh, und warten Sie noch ein paar Stunden. Sie machen da nämlich erst um acht Uhr auf, okay?«

Wie sich später herausstellte, wurde meine Hartnäckigkeit tausendfach belohnt.

Normalerweise müssen Sie nicht derart intensiv nachbohren. Die meisten Fälle sind »normal«, und die Ärzte verlassen sich bei der Behandlung auf gut dokumentierte Leitlinien. Im Einzelfall ist es bei besonders seltenen oder besonders schlimmen Erkrankungen jedoch sinnvoll, den Besten der Besten hinzuzuziehen.

Für eine verbreitete Erkrankung rate ich Ihnen, die besten Ärzte aus Ihrer Gegend ausfindig zu machen und zu konsultieren. Bei einer seltenen Erkrankung oder in einer besonders schlimmen Situation empfehle ich, die besten Ärzte des Landes aufzusuchen. Es gibt Quellen, die Sie bisher vielleicht noch nicht in Betracht gezogen haben, zum Beispiel das Internet oder andere Patienten. PUBMED ist eine medizinische Suchmaschine und die zentrale Anlaufstelle für wissenschaftliche Veröffentlichungen. Sie müssen kein Wissenschaftler sein, um herauszufinden, wer im entsprechenden Bereich forscht. Anschließend können Sie ermitteln, an welchen Institutionen diese Menschen arbeiten und ob sie Patienten behandeln. Scheuen Sie nicht davor zurück, ein paar Anrufe zu tätigen. Der zusätzliche Aufwand kann lebensrettend sein.

Eigenständige Internetrecherche kann Sie massiv verunsichern

Versuchen Sie nicht, alles über Ihre Diagnose im Internet zu recherchieren. Onkologen brauchen viele, viele Jahre, um all das zu lernen.

Deborah Kennedy

Er wollte zu der schlechten Nachricht nicht alle Einzelheiten
wissen. Aber er wollte wissen, was da los war. Also konnte ich das
Recherchieren übernehmen. Ich sah alles durch und erzählte ihm,
was er wissen musste, nur ohne die ganzen Statistiken.

Helen Kelley

Im vorherigen Abschnitt habe ich erklärt, dass es hilfreich sein kann, sich näher zu informieren. Meiner Ansicht nach helfen eigene Recherchen vor allem dabei, kompetente Ärzte ausfindig zu machen. Die richtige Heilmethode zu finden oder verschiedene Behandlungen gegeneinander abzuwägen ist hingegen weitaus schwieriger.

Befassen wir uns daher mit einer sinnvollen Nutzung des Internets. Immer mehr Menschen recherchieren zu persönlichen Gesundheitsfragen und -problemen mithilfe von Suchmaschinen wie Google.

Im Rahmen meiner Vortragsreisen und Seminare als Psychologe sind mir aber auch Menschen begegnet, die sehr religiös waren und insbesondere darauf vertrauten, dass eine höhere Macht über sie wachte und die nötigen Informationen zum richtigen Zeitpunkt zugänglich machen würde. Ehrlich gesagt habe ich sie beneidet, aber mein Gehirn ist anders gepolt (und wenn Sie diesen Abschnitt lesen, geht es Ihnen vermutlich ähnlich).

Nach dem Gespräch mit Terrys Arzt fuhren wir nach Hause. Ich setzte mich sofort an den Computer und suchte alles zum Thema Brustkrebs. Bei meiner Erkrankung, dem Hodgkin-Lymphom, war die Datenlage relativ eindeutig gewesen. Es gab vier Untertypen und die Frage, wie weit der Krebs fortgeschritten ist. Ich hatte die häufigste Form (hurra!). Nachdem ich dies wusste, konnte ich auch meine Prognose nachschlagen.

Bei Terrys Brustkrebs war die Sache komplizierter. Zunächst einmal stellte sich die Frage, wie groß der Tumor war und wie weit er gestreut hatte. Wir wussten, dass die Gewebeprobe bösartig war, kannten aber nicht die Größe. Uns war auch noch nicht bekannt, ob der Tumor schon auf die Lymphknoten übergegriffen hatte. Und wir wussten ebenso wenig, was sein Wachstum nährte. Manche Formen von Brustkrebs sind hormonell bedingt, doch es gibt auch andere Faktoren. Hinzu kommen das Tempo der Zellteilung (Multiplikationsrate), die Frage, wie viele Zellen aggressiv sind, Randbereiche und Proteinexpression und schließlich noch neue experimentelle Faktoren. Es war zum Verrücktwerden.

In einem der Artikel stand schließlich, dass Krebs bei Frauen die zweithäufigste Todesursache sei (nach Herzerkrankungen als Nummer eins). Mir schwirrte der Kopf.

Ich habe studiert. Ich lese regelmäßig online wichtige wissenschaftliche Artikel und mitunter sogar Interviews mit den Autoren auf *ScienceDaily*, dazu verschiedene Zeitungen und Mailinglisten aus dem Internet. Zudem gibt es diverse Webseiten, die Laien bestimmte Krankheiten erklären.

Es ist eine große Versuchung, alles über diesen Fremdkörper in unserem Leben in Erfahrung bringen zu wollen, besonders wenn wichtige Entscheidungen anstehen. Eine Turbofortbildung in Onkologie ist jedoch vergebliche Liebesmüh, weil das Internet einem Haus gleicht, das von Messies bis unters Dach vollgestopft wurde. Es gibt durchaus Wertvolles darin, aber wer nicht genau weiß, wo und wonach er suchen soll, kann unendlich viel Zeit darauf verwenden, Mäusedreck und klebrige, alte Gummibärchen aufzukehren.

Vor allem aber stellt sich die Frage: Was fangen Sie mit Informationen zur Prognose am Ende an? Wird dadurch tatsächlich etwas vorhersehbarer? Oder reißen all diese Zahlen Sie nicht eher nachts um drei aus dem Schlaf und lassen Sie nicht mehr zur Ruhe kommen?

Tatsächlich kann die Krankheit das Leben entweder zu 100 Prozent verkürzen oder eben zu 100 Prozent nicht. Da ich selbst meine Erkrankung trotz schlechter Überlebenschancen überstanden habe, hätte ich es besser wissen sollen. Als ich schließlich vor dem international anerkannten Experten für Morbus Hodgkin stand, sah er meine Scans durch. Er setzte sich zu mir, legte mir eine Hand auf die Schulter und sah mir in die Augen. Dann sagte er: »Ich glaube nicht, dass ich Sie heilen kann. Aber ich werde es versuchen.«

Als aber Terry krank wurde, las ich mich prompt auf Seiten wie »Krebs als Todesursache Nummer eins« fest und ließ mich davon völlig überwältigen. Anstatt mich auf meine Frau zu konzentrieren und ihr die Warterei zu erleichtern, blieb ich am Bildschirm bei den schlimmstmöglichen Prognosen hängen. Tatsächlich ist es unmöglich, auf die Schnelle all die Informationen zu verarbeiten, die einen so rasch zum Onkologen ausbilden würden, dass es für uns selbst von Nutzen wäre. Zudem kann es emotional sehr belastend sein, über gerade eben so viele Informationen zu verfügen, dass man dadurch sich und andere in Gefahr bringt.

Ich rate Ihnen, das Internet und andere Informationsquellen nur einzusetzen, um gute Ärzte zu finden oder sich über die unerwünschten Wirkungen von Behandlungen zu informieren. Das Internet ist in vielerlei Hinsicht nützlich, aber es ist nicht der richtige Ort, um die absolute Wahrheit über unsere Zukunft zu suchen. Sobald Sie also Ihren Behandlungsplan haben und die Behandlung verstehen, sollten Sie von Suchanfragen mit Begriffen wie »Überleben«, »Prognose« und »Sterblichkeit« Abstand nehmen. Denken Sie immer daran: Prozentsätze zur Überlebensrate beziehen sich auf große Personengruppen, und in der Regel sind selbst heute veröffentlichte Daten bereits veraltet. Welche dieser Angaben auf Sie zutreffen, können Sie unmöglich feststellen!

Studien zufolge greifen Patients häufig auf das Internet zurück, wenn sie sich vom behandelnden Ärzteteam schlecht informiert fühlen.[10] Manchmal liegt das daran, dass sie sich nicht konzentrieren konnten, als sie die ungeteilte Aufmerksamkeit der Ärzte hatten. Manchmal liegt es auch daran, dass der Patient das Gefühl hat, der Arzt gehe nicht richtig auf ihn ein. Ein weiterer Grund sind Auseinandersetzungen mit dem Partner über eine Äußerung von Ärzten und Pflegepersonal.

Das Internet eignet sich hervorragend, um sich mit anderen Überlebenden kurzzuschließen oder um zu erfahren, wie etwas funktioniert und wie man etwas macht. Als Orakel ist es untauglich. Es gibt im Internet auch Mailinglisten, die jeder abonnieren kann. Sie befassen sich mit bestimmten Problemen oder eben auch bestimmten Krebsarten. Studien zufolge finden Überlebende auf derartigen Listen tatsächlich das, was sie suchen.[11] Der Vorteil an Mailinglisten ist, dass die Abonnenten von den Erfahrungen vieler Patienten profitieren. Da die Nachrichten von einem Moderator gefiltert werden, bleiben sie in der Regel beim Thema und verlieren sich nicht im Belanglosen.

Häufig erweisen sich Recherchen oder Anfahrten zu anderen Ärzten für eine zweite Meinung als logistische und/oder zeitaufwändige Herausforderung. Es kann ungemein anstrengend erscheinen, nach Informationen zu suchen, wenn man sich bereits überfordert fühlt. Dennoch lohnt sich der zusätzliche Aufwand in dieser frühen Phase.

Gehen Sie organisatorische Aufgaben als Team an. In der Regel sind verschiedene Bereiche zu bewältigen: Unbekannte Personen anrufen, um Informationen zu erhalten oder Termine zu vereinbaren; Rücksprache mit der Krankenkasse; Reisevorbereitungen wie die Buchung von Fahrkarten oder Flugtickets und Unterkunft; die Frage, wer sich um Kinder, Eltern, Haustiere, Blumen gießen und andere häusliche Angelegenheiten kümmert; finanzielle Entscheidungen sowie Vertretungsregelungen im Job, die mit dem Chef und den Kollegen zu klären sind.

Erstellen Sie eine Liste und weisen Sie die jeweiligen Aufgaben dem zu, der sie am leichtesten erledigen kann. Spannen Sie dabei ruhig enge Freunde oder Angehörige ein, wenn es sich anbietet. Häufig gibt es Menschen in Ihrem Umfeld, die gern helfen würden, aber nicht wissen, wie. Übertragen Sie ihnen zum Beispiel die Aufgabe, die besten Ärzte und Kliniken ausfindig zu machen.

In Tumorzentren und zertifizierten Organkrebszentren können Ärzte unterschiedlicher Fachrichtungen, die dasselbe Krankheitsbild behandeln, auf das Wissen ihrer Kollegen zurückgreifen und damit gezielter auf die Bedürfnisse der Patienten eingehen. Anfangs gab es solche Zentren vor allem für Brustkrebs, inzwischen gibt es jedoch auch welche für andere Krebserkrankungen.[12] Lassen Sie sich, wenn möglich, in derartigen Zentren behandeln, wo die Behandlung vermutlich besser ist, weil die Ärzte dort intensiver miteinander kommunizieren. In Deutschland ist – neben dem eigenen Arzt, der meist selbst kompetente Kollegen kennt – auch der Krebsinformationsdienst am Deutschen Krebsforschungszentrum in Heidelberg eine gute Anlaufstelle.[13] Vergessen Sie nicht, bei der Wahl der Klinik Ihre Krankenkasse einzubeziehen, damit die Finanzierung der Therapie gesichert ist.

Bei so vielen wichtigen Entscheidungen in einer Zeit, wo vor lauter Stress ohnehin der Kopf zu bersten droht, können Fehler nicht ausbleiben. Vergewissern Sie sich lieber einmal zu viel als einmal zu wenig, ob auch wirklich alles richtig läuft, und notieren Sie akribisch Telefonnummern, Termine, Orte und alle Zusatzinformationen.

Für Paare mit Kinderwunsch

Wir wissen nicht, ob ich menschlich bin. Ich stamme nämlich aus einem Reagenzglas.

Alexandra Shapiro
(eigene Aussage vor ihrer Grundschulklasse)

Etwa ein Zehntel derer, die pro Jahr die Diagnose Krebs erhalten, sind in einem Alter, wo die Familienplanung noch aussteht oder vielleicht noch nicht abgeschlossen ist.[14] Es ist sehr schwierig, sich der Diagnose Krebs zu stellen und parallel dazu alle Langzeitfolgen der Behandlung zu bedenken. Konzentrieren wir uns daher an dieser Stelle auf die Frage der Fruchtbarkeit.

Mich traf die Diagnose Krebs im Alter von 20 Jahren. Wenige Wochen später begann die erste Chemotherapie. Seitdem bin ich steril. Dennoch habe ich zwei biologische Kinder, weil meine Mutter zufällig mit der Mutter eines anderen Patienten ins Gespräch kam und von Spermabanken hörte, wo ich dann noch vor Beginn der Behandlung Sperma deponierte. Männern kann ich das nur dringend empfehlen. Für Frauen gibt es verschiedene Möglichkeiten. Meistens zögert man den Therapiebeginn hinaus, um zunächst einen Zyklus lang die Hormone so zu stimulieren, dass anschließend eine Eientnahme möglich wird. Diese Eier können befruchtet und als Oocyten oder Embryonen eingefroren werden. Manche Frauen haben sich auch schon Eierstockgewebe entnehmen lassen, ihre Chemotherapie durchgeführt und das Gewebe anschließend reimplantieren lassen. Danach sind wieder Eier gereift, die Frauen sind schwanger geworden und haben Kinder geboren.[15] Auch bei Mädchen lassen sich bereits Eier entnehmen und aufbewahren.

Bei Patienten mit geringerem Risiko kann man die Therapie im Einzelfall auch so maßschneidern, dass die Fruchtbarkeit erhalten bleibt. Zum Beispiel lässt sich bei einem weniger aggressiven Hodgkin-Lymphom die Bestrahlungsdosis reduzieren, und auch der Einsatz von alkylierenden Mitteln bei Brustkrebspatientinnen lässt sich eventuell umgehen.

Sprechen Sie die Erhaltung Ihrer Fruchtbarkeit immer möglichst früh und von sich aus beim Arzt an. Viele Onkologen sind so auf die Behandlung fokussiert, dass sie diesen Aspekt aus dem Blick verlieren können. Dabei sollten eigentlich alle Patienten im reproduktionsfähigen Alter über das Risiko einer Unfruchtbarkeit nach einer Krebsbehandlung aufgeklärt werden. Tatsächlich sprechen die meisten Ärzte dieses Thema bei frisch diagnostizierten Krebspatienten hingegen nicht von sich aus an, was auch auf persönlichen Vorbehalten beruhen kann.[16] Und selbst wenn sie mit ihren Patienten darüber reden, sind sie oft nicht auf dem neuesten Stand. Das ist durchaus nachvollziehbar, da auch auf diesem

Gebiet rasante Fortschritte gemacht werden, liegt aber vielleicht auch daran, dass das Thema Fruchtbarkeit aus Sicht des Onkologen in die Hände der Gynäkologen und Reproduktionsspezialisten gehört.

Neben dem bereits erwähnten Krebsinformationsdienst des Deutschen Krebsforschungszentrums in Heidelberg nennen auch die Deutsche Krebsgesellschaft sowie die Deutsche Krebshilfe bei diesem Thema geeignete Ansprechpartner.[17]

Es gibt jedoch noch ein weiteres Minenfeld beim Thema Fruchtbarkeit. Eine Krebsdiagnose kann nämlich intensive Diskussionen über die Zukunft auslösen. Besonders häufig geschieht dies bei Liebespaaren, die zwar schon nahe daran, aber eben doch noch nicht so weit sind, gemeinsame Kinder in Betracht zu ziehen. Einmal beriet ich ein junges, unverheiratetes Paar, das noch nicht über Kinder gesprochen hatte, plötzlich aber vor komplexen Entscheidungen stand: Sollte sie nur ihre Eier einfrieren lassen? Sollten sie gemeinsam Embryonen einfrieren lassen? Sie waren sehr verliebt, hatten aber noch nicht einmal über das Heiraten gesprochen, weil sie erst 18 Monate zusammen waren.

Die junge Frau war zutiefst verunsichert, weil sie ihre Fruchtbarkeit erhalten wollte, es aber eigentlich nur falsch machen konnte. Nur ihre Eier einzufrieren wäre ein Signal an ihren Freund, dass sie für einen eventuellen Bruch der Beziehung vorausplante. Um Embryonen einzufrieren, war es aus ihrer Sicht aber noch zu früh. Falls die beiden nicht zusammenblieben, hätte sie die Embryonen verwerfen lassen müssen, was unabhängig von der persönlichen Einstellung zu Abtreibungen immer eine belastende Entscheidung ist.

Ich riet ihr dasselbe, wozu ich auch Sie dringend auffordern möchte, nämlich sich möglichst viele Optionen offenzuhalten. In ihrem Fall bedeutete dies, die Behandlung so lange hinauszuzögern, bis sie einige von ihrem Freund befruchtete Embryonen *und* einige eigene Eier einfrieren lassen konnte.

Ihre Beziehung »beschleunigte« sich tatsächlich, weil sie mit ihrem Freund über die Situation und die Möglichkeit, eines Tages Kinder miteinander zu haben, sprechen musste. Sie bezogen auch die Option ein, dass die Beziehung nicht halten könnte. Das war eine zugegebenermaßen schwierige und mitunter schmerzliche Diskussion, doch am Ende tat sie beides und stellte beglückt fest, dass er vom Einfrieren der Embryonen begeistert war.

Die Entscheidungen, die in dieser Hinsicht erforderlich sind, sind also zutiefst persönlich. Wer der Ansicht ist, dass ein befruchteter Embryo bereits menschliches Leben ist, kann sich möglicherweise nicht mit der Vorstellung anfreunden, ihn letztlich nicht zu verwenden. In diesem Fall ist das Risiko der Unfruchtbarkeit wahrscheinlich eher akzeptabel als letztere Option.

Da es auf diesem Gebiet ständig Fortschritte gibt, sollten Betroffene einen Reproduktionsmediziner aufsuchen, um sich besser zu informieren. Ein Onkologe ist diesbezüglich häufig nicht auf dem allerneuesten Stand. Wenn Sie zu mehreren Kinderwunschzentren Zugang haben, weil Sie beispielsweise in einem Ballungszentrum leben, sollten Sie sich auch nach den Erfolgsraten der jeweiligen Einrichtung erkundigen. Fragen Sie, wie viel Prozent der Zyklen jeweils zu einer erfolgreich ausgetragenen Schwangerschaft führten und wie viele Embryonen jeweils eingesetzt werden. Lassen Sie sich möglichst noch vor Beginn der Krebsbehandlung einen Termin geben.

Vermutlich sind Sie zäher, als Sie erwarten – und Ihr Partner ebenfalls

Ich bin ziemlich empfindlich. Wenn die Kinder sich mal übergeben haben, hat er immer alles sauber gemacht. So etwas kann ich gar nicht. Ich kann auch kein Blut sehen, ich kann überhaupt nicht mit ekligen Dingen umgehen. Wie ich mich um all das gekümmert habe, was dann plötzlich anstand, verstehe ich bis heute nicht. Ich habe es einfach getan. Keine Ahnung, warum ich nicht einfach umgekippt bin.

Linda Spencer

Ich bin viel stärker, als viele mich eingeschätzt haben. Vermutlich einschließlich mir selbst.

Rhonda T.

Normalerweise bin ich nicht so stark. Das musste ich erst werden. Ich werde dauernd gefragt, ob ich zurechtkomme. Das tue ich. Ich komme zurecht, weil ich weiß, dass die Sache ihren Lauf nimmt. Ich kann nicht herumsitzen und grübeln. Das hilft ja nichts. Was hat er davon, wenn er sieht, wie ich mich sorge?

Valree Milson

Bevor wir dieses erste Kapitel abschließen, möchte ich Ihnen etwas erzählen, was ich wieder und wieder erlebt habe, und was Sie hoffentlich als tröstlich empfinden. Zu den eindrucksvollsten Lernerfahrungen im Rahmen des Krankheitsverlaufs zählt, dass wir stärker sind, als wir erwarten. Psychologische Studien mit Menschen, die massiv unter Stress gerieten, ergaben, dass die meisten von uns über Reserven und Fähigkeiten verfügen, die wir erst dann in vollem Umfang begreifen, wenn wir gezwungen sind, sie zu aktivieren. Das weiß man von Insassen der Konzentrationslager, Kriegsopfern und Überlebenden von Tragödien wie schweren Autounfällen oder dem plötzlichen Verlust von Angehörigen.

Meine klinische Arbeit wie auch die Interviews mit zahlreichen Paaren können diese Ergebnisse bestätigen. Viele Patienten und deren Partner sagten mir: »Ich liebe sie eben, also habe ich es gemacht.« Einige sagten auch: »Ich habe mich immer gefragt, wie es mir in so einer Lage gehen würde. Ich wollte mir beweisen, dass ich jemand bin, der damit fertigwird, also habe ich es getan.« Viele Erlebnisse auf unserem Weg werden deshalb nicht schöner – sie sind nun einmal unangenehm –, doch die gegenseitige Zuneigung kann uns weit mehr Auftrieb geben, als wir erwarten.

Patienten und ihre Lebenspartner entdeckten bei sich die Fähigkeit, mit den unterschiedlichsten Herausforderungen umzugehen. Sie wechselten die Beutel bei einem künstlichen Darmausgang, halfen einander beim Toilettengang, lösten verschorfte Verbände und bewältigten das ganze Spektrum an Ausscheidungen, die der menschliche Körper erzeugen kann. Vielleicht steht Ihnen das nicht unbedingt bevor, aber wenn doch, werden Sie möglicherweise erleichtert feststellen, dass man sich an derartige Unannehmlichkeiten gewöhnen kann.

Psychisch bewältigten meine Patienten und Interviewpartner brutale Enttäuschungen und entwickelten mehr Geduld und vielfach auch ein stärkeres Selbstbewusstsein. Einige Partner und Partnerinnen bezeichneten sich als normalerweise relativ unterwürfig gegenüber Autoritäten. Sobald es jedoch um einen kranken Lebensgefährten ging, stellten sie fest, dass sie auch das Zeug zum

»bissigen Hofhund« hatten, wie einer es ausdrückte. Sie lernten, wenig hilfsbereiten Angehörigen Grenzen zu setzen, sich auch dann noch zu kümmern, wenn sie selbst am Ende waren, und sich selbst wieder aufzubauen. Das sind nur einige der Themen, die wir im nächsten Kapitel näher beleuchten werden, in dem es darum geht, wie man die Beziehung erfolgreich um die ersten Klippen des Krankheitsverlaufs manövriert.

2. Die ersten Wochen als Team meistern

Krebs ist für die Psyche ein komplexes Thema, weil er uns wie ein Erdbeben erschüttert und bereits existierende Verwerfungen weiter aufbricht. Wenn wir nicht achtgeben, dringt er in unsere Beziehungen ein, zerrt unterschwellige Konflikte ans Tageslicht und gibt ihnen neue Nahrung.

Erinnern Sie sich an das anfangs erwähnte Paar? Susan und ihr Mann waren tief verletzt, als Susan ihn so bald nach ihrer Operation zum Sex aufforderte. Sie wissen sicher noch, wie er ins Schlafzimmer kam und ihrem Wunsch nicht nachkam. Im Lauf unserer Gespräche erfuhr ich, dass dieses Thema in der Beziehung auch vor ihrer Krebserkrankung bereits Anlass zu Spannungen gegeben hatte: Sie wollte nicht so häufig Sex wie er, und wenn die beiden dann miteinander schliefen, kamen von ihr anschließend manchmal Kommentare, die ihm signalisierten, dass sie sich bedrängt gefühlt hatte. Normalerweise kamen sie damit durchaus zurecht, doch im Zuge der Krebserkrankung schlugen die Gefühle höhere Wellen, als den beiden guttat.

In diesem Kapitel möchte ich Sie bitten, sich die Verwerfungslinien in Ihrer Beziehung bewusst zu machen – jene subtilen (oder manchmal gar nicht so subtilen) Spannungen zwischen beiden Beteiligten. Unser Ziel ist, häufige Konflikte geschickt zu umschiffen und die Partnerschaft zu stärken. Befassen wir uns also mit einigen häufigen Knackpunkten, die ausgerechnet dann auftauchen, wenn in unserem Kopf nach der Diagnose noch alle Sirenen schrillen. Ich werde insbesondere die Themen ansprechen, die erfahrungsgemäß zu Konflikten führen oder die Beziehung anderweitig belasten.

Sie werden mit der neuen Situation nicht auf Anhieb klarkommen – und Ihr Partner auch nicht

Ich wurde richtig wütend und habe herumgeschrien oder mich umgedreht und geschmollt. Mein Mann kann viel netter streiten.

Helen Kelley

Ich bin passiv-aggressiv.

Richard Kelley

Einmal erlebte ich ein Paar, das heftig in Streit geriet, weil der Mann bei ihrer ersten Chemotherapie in einem großen Universitätskrankenhaus den Wagen an der falschen Stelle geparkt hatte. Darum stand das Auto auf dem normalen Patientenparkplatz und nicht auf dem speziell ausgewiesenen, deutlich näheren und besser erreichbaren für Krebspatienten. Er hatte am Telefon nicht richtig zugehört, als man ihm gesagt hatte, dass er den Sonderparkplatz benutzen solle. Deshalb musste seine Frau nach der Behandlung 20 Minuten länger warten, während er den Wagen holte, die Parkgebühr bezahlte und um die Klinik herumfuhr, um am Ausgang für Krebspatienten zu halten.

Natürlich ist es hart, nach einer Chemotherapie nicht gleich nach Hause zu dürfen. Zu diesem Zeitpunkt sehnen wir uns nach der Sicherheit unserer gewohnten Umgebung. Natürlich hätte er besser zuhören sollen. In ihren Augen ging es jedoch nicht nur um den falschen Parkplatz. Er hatte ihr gerade bewiesen, dass er der größten Krise ihres gemeinsamen Lebens offenbar nicht gewachsen war. Er war der blutige Anfänger, und sie musste nicht nur mit dem Krebs fertigwerden, sondern auch damit, dass er ihr offenbar nur eingeschränkt helfen konnte, wo sie ihn am dringendsten brauchte. Damit drohte eine Katastrophe.

In seinen Augen tat er sein Möglichstes. Er hatte seinem normalerweise beinharten Chef bereits die Genehmigung abgerungen, sie in den nächsten sechs Monaten regelmäßig zur Behandlung fahren zu dürfen. Er hatte extra den Wagen durchchecken lassen, damit sie an den Behandlungstagen auf keinen Fall liegen bleiben würden. Und er setzte sich – auf ihren Wunsch hin – während den 90 Minuten der Behandlung still neben sie, ohne auch nur einmal mit seinem Smartphone die neuesten E-Mails aus der Firma abzurufen.

Ihm gingen alle möglichen Horrorvorstellungen durch den Kopf. Würde sie unter den schlimmen, wenn auch eher seltenen Nebenwirkungen der Behandlung leiden müssen, die in den Aufklärungsbögen aufgeführt gewesen waren? Er fürchtete auch um seinen Job, wenn die Geschäfte sich weiter verschlechterten und er immer wieder fehlte. Deshalb war er tatsächlich abgelenkt gewesen, als sie über den Parkplatz gesprochen hatten. Das bedeutete jedoch keineswegs, dass er diese Sache nicht mit ihr durchstehen würde. Es war ein dummer Fehler, weiter nichts.

Krebs verlangt ganz neue Fähigkeiten von uns, und das zu einem Zeitpunkt, wo die meisten kraftlos, abgelenkt und voller Angst

sind. Unter Stress passieren uns jedoch kleine Missgeschicke –
wir verlieren den Geldbeutel, lassen den Einkauf auf dem Koffer-
raum stehen und fahren einfach los – oder parken an der falschen
Stelle. Das heißt nicht, dass wir nicht auf die Dauer unseren Teil
beitragen können.

Anstatt also über den Partner zu fluchen, sollten wir auf beiden
Seiten ein paar Fehler erwarten und diese einfach hinnehmen. Sie
werden es schon noch lernen! Zudem sagt das Verhalten zu Beginn nichts darüber aus, wie gut wir uns auf die Dauer schlagen.
Zeigen Sie sich dem Partner gegenüber bitte nachsichtig. Und sei-
en Sie auch nachsichtig mit sich selbst. Fangen Sie gar nicht erst
an zu verallgemeinern.

Sagen und zeigen Sie Ihrem kranken Partner regelmäßig, dass Sie ihn lieben

Er hat mich viel umarmt.
    Priscilla Labonte

Als Terry und ich uns kennenlernten und schließlich eine Beziehung begannen, also in der ersten Zeit der Verliebtheit, wollte sie
von mir hören: »Ich liebe dich.« Und ich wollte dasselbe von ihr
hören.

Was sie auf die Dauer jedoch *wirklich* wollte – und womit ich
ihr meine Liebe am besten beweisen konnte –, war, den Mülleimer
zu leeren und mein Geschirr in die Spülmaschine zu räumen.
Ich konnte »Ich liebe dich« sagen, sooft ich wollte – wenn ich den
Müll nicht nach unten trug, ohne dass sie mich daran erinnern

musste, war das für sie eine Aussage wie: »Wenn ich damit durchkäme, würde ich dich für deine Nieren verschachern.«

Andersherum wusste ich, dass sie mich liebte, wenn sie mir ein T-Shirt unter das Kopfkissen legte. Ich hasse es, wenn es beim Schlafen hell ist, weshalb ich mir gern ein T-Shirt über das Gesicht ziehe. Also packt sie mir morgens beim Bettenmachen ein T-Shirt unter das Kissen. Wenn ich das abends vorfinde, denke ich: »Ja, sie liebt mich.«

Wenn ich sie allerdings irgendwie geärgert habe, liegt kein T-Shirt unter dem Kissen. Sie »vergisst« es. Und wenn ich ganz ehrlich bin, trage ich manchmal absichtlich nicht den Müll hinunter, weil ich mich gerade über sie ärgere, und dann muss sie mich erinnern. Womit wir beim Thema wären: Sobald ein Partner krank wird und seine Liebe dem anderen nicht mehr durch die üblichen kleinen Botschaften zeigen kann, drohen Missverständnisse. Wir wissen zwar, dass es an der Krankheit liegt, doch auf einer primitiveren Ebene verwechseln wir trotzdem leicht die krankheitsbedingte Unfähigkeit mit mangelnder Liebe.

Angesichts ihrer Krebserkrankung hatte Terry das Bedürfnis, diese Worte wieder und wieder zu hören: »Ich liebe dich.« Aber sie wollte trotzdem noch, dass ich mein Geschirr in die Spülmaschine räumte und rechtzeitig den Müll nach unten brachte, ohne daran erinnert zu werden.

Während der Diagnostik ließ Terry im Haus verschiedene Dinge schleifen. Plötzlich lag kein T-Shirt mehr unter dem Kissen, was bei mir Gedanken auslöste wie: *Sie hat mich vergessen*, oder: *Was habe ich falsch gemacht?*, oder schlimmer noch: *Sie liebt mich nicht mehr.*

In manchen Familien wird das Essen zum zentralen Thema.

Plötzlich liegt Mama, die immer gekocht hat, im Bett und sagt: »Es ist was im Kühlschrank, macht es euch selber.« Dabei gibt es durchaus Menschen, für die die Küche ein fremdes Universum mit geheimen Rezepten und unbekannten Arbeitsabläufen ist, welche rohe Zutaten in essbare Mahlzeiten verwandeln. Wenn wir etwas falsch machen, wuchern Schimmel und Salmonellen, das Essen ist nur halb gar oder die Küche steht in Flammen! *Wenn sie mich lieben würde, würde sie mir dabei helfen,* ist in solchen Fällen ein gefährlicher Gedankengang.

Auch Berührungen sind wichtig. Die meisten Paare haben bei nichtsexuellen Berührungen eine Spanne von Gewohnheiten entwickelt von »Wir berühren einander, wann immer der andere in der Nähe ist« bis hin zu »Wir berühren einander nie«. Am besten schrauben Sie in der Anfangsphase die Häufigkeit der Berührungen eine Stufe hoch. Es geht dabei um die Momente, wo man sich im Bad, in der Küche oder im Flur begegnet – kleine, nichtsexuelle Berührungen am Arm oder an der Schulter können für die geschundene Seele Balsam sein.

Es gibt dazu auch Forschungsergebnisse. Wenn Lehrer ihre Schüler berühren, melden sich solche Schüler doppelt so oft wie andere, sobald es heißt: »Freiwillige vor.«[1] Patienten, die vom Arzt berührt werden, empfinden das Gespräch – im Gegensatz zu solchen, die nicht berührt wurden – als doppelt so lange. Und wenn Kranke von Partnern oder Angehörigen massiert werden, lindert dies die Wahrnehmung von Depressionen und Schmerzen.[2] Das alles vermag Körperkontakt! Es gibt sogar Belege dafür, dass Sportler, die regelmäßig ihre Mannschaftskameraden berühren, erfolgreicher sind. In schweren Stunden kann Berühren wahre Wunder vollbringen.[3]

Wenn also die Krankheit uns in den Grundfesten erschüttert, ist es sehr wichtig, dass wir unsere Liebe deutlich zeigen und nicht die veränderten Rollenzuweisungen für uns sprechen lassen. Auch wer nur ungern große Worte macht, muss jetzt vortreten und etwas sagen. Sagen Sie dem anderen, dass Sie ihn lieben! Und zeigen Sie es ihm oder ihr, wann immer es möglich ist.

Sprechen Sie nicht über Ihre Beziehung, kaufen Sie kein Haus und adoptieren Sie kein Kind, solange Sie auf Ihre Untersuchungsergebnisse warten

Ich beschloss, meinem Chef endlich die Meinung zu sagen, weil man mich so schikanierte. Um ein Haar wäre ich in sein Büro marschiert und hätte ihm richtig den Marsch geblasen, aber meine Frau bat mich, mich zu beruhigen, worauf ich stattdessen sie anbrüllte. Nachdem wir die Ergebnisse meiner Biopsie hatten, war ich am Boden zerstört, aber komischerweise nicht mehr wütend auf meinen Chef.

Anonym

Das Warten auf die Ergebnisse von Biopsien, Scans und Bluttests kann uns in eine Art Zeitschleife versetzen, in der alles langsamer läuft. Zehn Minuten kommen uns dann leicht wie zehn Stunden vor.

Dummerweise zieht sich die Diagnose meist über einen längeren Zeitraum hin. Erst stellen wir fest, dass da etwas ist, was da nicht sein sollte. Nach dem Schock der schlechten Nachricht treffen die Untersuchungsergebnisse häufig scheibchenweise ein.

Jedes kann das Krankheitsbild wieder anders aussehen lassen. Und normalerweise kommen die Resultate nicht annähernd so schnell, wie es uns lieb wäre.

Ein Beispiel hierfür ist das Röntgenbild. In den meisten radiologischen Abteilungen bemühen sich die Radiologen, jedes Bild innerhalb von 48 Stunden zu »bearbeiten«. Mitunter dauert es jedoch länger. »Bearbeiten« bedeutet hier die Zeit, die der Radiologe benötigt, um das Bild zu beurteilen und den Befund zu diktieren. Dann muss der Bericht auf der behandelnden Station oder in der Praxis gelesen werden, und erst dann wird der Patient benachrichtigt. Auch Laborbefunde können unterschiedlich lange dauern – zwischen einer Stunde in Notfällen bis hin zu Tagen, wenn andere wichtige Aufträge, etwa aus der Notaufnahme, dazwischenkommen.

Für das betroffene Paar ist die Diagnose äußerst wichtig, doch tatsächlich sind die meisten Krebsarten medizinisch weniger dringlich als beispielsweise ein Suizidversuch, bei dem jemand größere Mengen Tabletten unbekannter Art geschluckt hat, oder ein Autounfall mit einer schweren Kopfverletzung. Nüchtern betrachtet ist der Krebs wahrscheinlich schon lange in uns gewachsen, und aus Sicht des Arztes sind ein paar Wochen nicht so dramatisch.

Das heißt, wir müssen warten lernen. Und wer schon beim Anstehen an der Kasse leidet und die Augen verdreht, wenn der Kunde vor ihm seine Einkäufe mit Kleingeld und diversen Coupons begleicht, dürfte beim Warten auf Laborergebnisse schier aus der Haut fahren.

Hinzu kommt auch ein anderer Aspekt: Es ist natürlich, dass Sie unter solchen Umständen lieber etwas anderes fühlen möchten. Aber die Dinge, die man normalerweise tut, um auf andere Gedanken zu kommen, funktionieren oft nicht, während man auf Testergebnisse wartet. Sport zum Beispiel, der mir fast immer beim Abschalten hilft, war während unserer Wartezeit auf Terrys Diagnose vollkommen wirkungslos.

Und drittens verwechseln wir hin und wieder den Ursprung unserer inneren Anspannung. Manchmal merken wir, dass es uns nicht gut geht, schieben die Schuld jedoch auf das Falsche oder auf die falsche Person. Das Haus. Den Job. Den Partner! Psychologen sprechen dann von Projektion.

Bitte prägen Sie sich das ein: Beim Warten auf »wichtige Ergebnisse« können negative Gefühle zu allem Möglichen aufkommen. Geben Sie solchen Empfindungen nicht nach. Lassen Sie diese Impulse nicht an Partner, Familie, Freunden, Kollegen oder dem Goldfisch aus. Und überlegen Sie genau, wie Sie Ihre Stimmung heben können. Sie sollten sich natürlich nicht sinnlos betrinken, auf exzessive Shoppingtour gehen oder gar zu Drogen greifen. Machen Sie Sport, gehen Sie spazieren, sehen Sie einen Film an. Treffen Sie sich mit Freunden und lenken Sie sich ab. Aber machen Sie sich vor allem bewusst, dass das Warten schrecklich ist und damit der Hauptgrund für Ihr aktuelles Elend.

Für den männlichen Partner: Sie müssen nicht alles Mögliche tun, setzen Sie sich einfach dazu

Die meisten Männer möchten spontan einfach herausfinden, was das Problem ist, es reparieren und fertig. Sie können sich jedoch noch so sehr bemühen, hier funktioniert das nicht. Das ist kein

Wasserrohrbruch und keine marode Dichtung. Es ist Krebs.

Cindy Craddock

Es ist diese Hilflosigkeit. Du willst losrennen und es in Ordnung bringen, aber das kannst du nicht.

Bob N.

Ich glaube, Frauen unterschätzen mitunter die Männer und deren Fähigkeit, sich um andere zu sorgen und zu kümmern. Wir erweisen ihnen einen schlechten Dienst damit.

Janice Hallford

Wenn es je den richtigen Zeitpunkt gibt, wo ein Mann Gefühle zeigen, sich Zeit nehmen und zuhören sollte, dann diesen. Das ist die Zeit, wo ein Mann voll und ganz für seine Frau da sein muss.

Ted Kennedy

Eine Krebsdiagnose kann sich anfühlen, als hätte uns jemand Super plus in die Venen gepumpt: Das ist die alles entscheidende Schlacht! Zum Angriff!

Allerdings sind die einzigen Feinde, mit denen wir es normalerweise aufnehmen müssen, die Wühlmäuse im Garten, und der Krebs sitzt stumm in unserem Inneren. Bei Gehirnscans von Männern und Frauen unter Stress sieht man, dass bei Männern viel häufiger der linke orbitofrontale Kortex aufleuchtet, was auf eine Aktivierung der Kampf-oder-Flucht-Reaktion hindeutet. Bei Frauen hingegen leuchtet das limbische System auf, ein Gehirnareal, das mit emotionaler Verbundenheit zu tun hat. Es gibt also durchaus wissenschaftliche Ergebnisse, die unterschiedliche Reaktionen auf die Diagnose belegen. Viele Männer leiden darunter, keinen greifbaren Gegner zu haben.

Hierzu habe ich eine kleine Geschichte:

Als ich in die zweite Klasse ging, war ich nach dem Unterricht meist ganz auf mich allein gestellt und musste mit Rodney fertigwerden, einem Grobian, der über das bemerkenswerte Talent verfügte, seine Augenlider nach außen umklappen zu können. Die blutunterlaufene Unterseite seiner Lider ließ ihn wie eine Kreatur aus den Tiefen der Erde erscheinen, die nur herausgekrochen war, um mich anzugreifen. Rodney lauerte mir häufig auf dem Heimweg auf, schlug mir die Lunchbox aus der Hand oder zog mir mit zusammengerolltem Papier eins über.

Eines Abends klagte ich meinem Vater mein Leid. Ich hatte mir Schutz von ihm erhofft, doch er setzte sich auf die Bettkante und erklärte mir, dass ich dieser Tortur nur entgehen könne, indem ich mich wehrte.

»Was? Spinnst du?«, dachte ich. »Rodney ist ein Monster.« Dass ich noch nie miterlebt hatte, wie Rodney ernsthaft jemanden angriff, ging meinem Zweitklässlerhirn gar nicht erst auf. In meiner Fantasie hatte Rodney bereits eine ganze Reihe Schulkameraden im Spielplatzsand verscharrt.

Aller Panik zum Trotz begann meine Gegenoffensive damit, dass ich mich gegen einen anderen Freund wehrte, den dicken Vincent. Vincent war doppelt so schwer wie ich – was nicht viel zu sagen hatte, denn mich hätte jeder kräftige Windstoß umpusten können –, aber sein Gewicht saß weitgehend in der unteren Körperhälfte. Als Vincent mir einmal im Zorn auf den Kopf schlug, verspürte ich die vertraute Angst und verpasste ihm einen Fausthieb ins Gesicht. Er schlug zurück, und schon steckten wir mitten in einer Rauferei. Irgendwann waren wir beide erschöpft. Ich weiß noch, wie ich meinen Vater auf der Veranda entdeckte. Ich war überrascht, dass er anfangs nicht eingriff, erst als wir beide weinten, sagte er schließlich: »Das reicht jetzt.« Irgendwann in diesem Sommer wiederholte ich diese eindrucksvolle Vorstellung mit Rodney, und schließlich keimte zwischen uns sogar eine Art von Freundschaft.

Jedenfalls hatte ich meine Lektion gelernt: Wenn du Angst hast, kämpfe! Lieber ein blaues Auge als das nagende Gefühl der Verwundbarkeit. Das ist eine Lektion, die viele Männer kennen.

Den Krebs jedoch besiegen wir nicht auf dem Spielplatz, auf der Straße oder in der Kneipe. Er lässt sich nicht reparieren wie eine quietschende Tür oder ein knatternder Auspuff. Und so weh es auch tut, mitunter besteht unsere Hauptaufgabe darin, dem Partner oder der Partnerin zuzuhören, wenn er oder sie über ihre Befürchtungen spricht – selbst wenn dieses Zuhören die grässliche Angst hochkochen lässt, die uns in den Knochen steckt. Das ist der eigentliche Kampf. Still sitzen zu bleiben, die Angst zu ertragen und zuzuhören.

Wie wichtig das Zuhören für den anderen ist, versteht man leichter durch einen Perspektivenwechsel. Stellen Sie sich vor, Sie säßen in Einzelhaft. Eine Fluchtmöglichkeit gibt es nicht. Aber jeden Tag kommt jemand an die Zellentür und öffnet den kleinen Schlitz, durch den das Essen geschoben wird. Der Besucher kann Sie nicht herausholen – aber was wünschen Sie sich sonst noch? Würden Sie sich nicht freuen, wenn jemand Ihnen zuflüstert, dass er Sie liebt? Und wenn er Ihnen zuhört, während Sie ihm beschreiben, wie es Ihnen da drin geht? Und vielleicht sogar versichert, dass er an Sie glaubt?

Beschäftigen wir uns an dieser Stelle einmal mit dem Zuhören. Ich möchte Ihnen eine bestimmte Gesprächstechnik nahebringen, nämlich die »Validation«, mit der wir unsere Wertschätzung zeigen.

Das folgende Gespräch kann man aus zwei Perspektiven betrachten:

Sie: »*Als ich heute zur Behandlung kam, haben die Schwestern mich nicht einmal angesehen. Ich hatte eine Heidenangst. Es fühlte sich an, als würde etwas Furchtbares passieren, und keiner wollte es mir sagen.*«
Er: »*Diese Biester! So sollten sie nicht mit dir umspringen. Ich geh da jetzt rein und falte sie ordentlich zusammen!*«

Das wäre ein klassisch »männlicher« Ansatz – sie benennt ein Problem, das behoben werden muss. Er glaubt, dass sie sich dann unterstützt und beschützt fühlt. Aber stimmt das auch? Wahrscheinlich nicht. Sie hat danach vermutlich eher das Gefühl, sie könnte ihm gar nichts erzählen. Denn in Wahrheit will sie einfach nur verstanden werden. In diesem speziellen Beispiel möchte sie vielleicht auch getröstet werden, oder sie wünscht sich eine Bemerkung, dass ihr das bestimmt nur so vorkam oder die Schwestern sicher jede Menge zu tun hatten und keine Sekunde glaubten, sie würde einem schrecklichen Schicksal entgegengehen.

Wie wäre es stattdessen mit dieser Variante:

Sie: »*Als ich heute zur Behandlung kam, haben die Schwestern mich nicht einmal angesehen. Ich hatte eine Heidenangst. Es fühlte sich an, als würde etwas Furchtbares passieren, und keiner wollte es mir sagen.*«
Er: »*Das klingt richtig unheimlich.*«

Das ist Wertschätzung. Sie sieht, dass er versteht, wo sie ist und was sie fühlt. Jetzt sagt sie viel eher: »*Oh ja, richtig unheimlich.*« Oder Sie fügen noch etwas Tröstliches hinzu:

Sie: »*Als ich heute zur Behandlung kam, haben die Schwestern mich nicht einmal angesehen. Ich hatte eine Heidenangst. Es fühlte sich an, als würde etwas Furchtbares passieren, und keiner wollte es mir sagen.*«
Er: »*Das klingt richtig unheimlich. Kann es sein, dass sie einfach sehr viel zu tun hatten?*«
Sie: »*Weiß ich nicht. Vielleicht. Trotzdem war es unheimlich.*«

Probieren wir es mit einem anderen Beispiel:

Sie: »*Meine Narbe tut weh. Ich kann kaum den Arm heben.*«
Er: »*Wir fahren gleich in die Notaufnahme.*«
Sie: »*Nein. So schlimm ist es auch wieder nicht. Es tut nur weh.*«

Alternative Reaktion:

Sie: »*Meine Narbe tut weh. Ich kann kaum den Arm heben.*«
Er: »*Das klingt ja schlimm. Du hast dich die ganze Zeit so wacker gehalten.*«

Wertschätzung bestätigt einfach nur das ausgedrückte Gefühl. Daher mein Rat an Männer: Unsere Partnerinnen möchten häufig, dass wir ihnen einfach nur zuhören, ohne aktiv zu werden. Setzen Sie sich hin und hören Sie zu. Akzeptieren Sie die Angst, anstatt loszurennen und etwas »Nützliches« zu tun. Das erfordert

Mut und Geduld, ist am Ende aber viel hilfreicher, und die Frau fühlt sich gehört und verstanden.

Wer unsicher ist, kann seine Wertschätzung zeigen, indem er das ausgedrückte Gefühl benennt. Wenn Sie aber unbedingt einen »Reparatureinsatz« anbieten wollen, verpacken Sie ihn nicht in eine Ankündigung, sondern in eine Frage.

Krebs ist teuer – gehen Sie mit der finanziellen Belastung proaktiv um

Wir sind beide Lehrer und verdienen ganz anständig ... Das Schlimmste sind beiläufige Bemerkungen wie: »Ach, übrigens, morgen steht eine Biopsie an, deshalb brauchen wir 1000 Dollar.« Das war total frustrierend und hat mich zunehmend in Rage gebracht. Wir sind nicht wohlhabend, und 1000 Dollar mal hier, mal da, so viel haben wir nicht einfach herumliegen.

Tobin Hodges

Eine Studie unter der Federführung von Maria Pisu an der Universität Alabama in Birmingham nahm die finanzielle Belastung von Paaren bei Brustkrebs unter die Lupe.[4] Es zeigte sich, dass Paare *mit* Krankenversicherung zusätzlich zu ihren Versicherungsbeiträgen zwischen 300 und 1180 Dollar monatlich aufzubringen hatten; hinzu kamen Transportkosten zwischen 137 und 147 Dollar pro Monat. Nach der Behandlung gehen diese Kosten zurück, belaufen sich aber weiterhin auf 200 bis 509 Dollar pro Jahr. Sie können je nach Erkrankung schwanken, dürften aber bei den meisten Krebsarten anfallen.

In Deutschland fallen Eigenanteile an, zum Beispiel für Klinikaufenthalte, Zusatztherapien, medizinische Hilfsmittel oder Medikamente. Gesetzlich Versicherte sollten alle Belege sammeln und bei ihrer Krankenkasse einreichen. Ab einer bestimmten Grenze werden sie von weiteren Eigenbeteiligungen befreit. Krankheitskosten wie Zuzahlungen oder Fahrtkosten, aber auch hohe Selbstbehalte bei Privatversicherten sind zudem als außergewöhnliche Belastung von der Steuer absetzbar, wenn sie von der Kasse nicht übernommen werden. Auch hier gibt es einen zumutbaren Eigenanteil, der je nach Einkommenshöhe, Familienstand und Kinderzahl aktuell zwischen ein bis sieben Prozent des Einkommens liegt. Was darüber hinausgeht, schmälert bei Steuerpflichtigen die Steuerlast.

Hier besteht eine Kommunikationslücke zwischen Ärzten und Patienten. Nicht einmal 30 Prozent der Ärzte fragen ihre Patienten, wie diese die Behandlungskosten aufbringen, und ähnlich wenige Erkrankte sprechen die Medikamentenkosten von sich aus an, wenn diese ein Problem darstellen.[5] Wenn Patienten und Ärzte doch einmal über die Kosten sprechen, halten 72 Prozent der Beteiligten dies für hilfreich. Ärzte können helfen, Prioritäten zu setzen, mitunter Generika mit demselben Wirkstoff empfehlen und in Erfahrung bringen, wo der Medikamentenkauf möglicherweise günstiger ist.[6] Haken Sie im Zweifelsfall auch selbst bei Ihrer Krankenkasse wegen der Kostenübernahme nach. Krankenhäuser haben zudem in der Regel einen sozialen Dienst, der Hilfsangebote und Ansprechpartner kennt und geschickt durch das System lotst.

Viele Paare geraten finanziell unter Druck, weil diese Zusatzkosten zu einem Zeitpunkt anfallen, wo die Einnahmen ohnehin zurückgehen. Manchmal können beide während der Behandlung weiterarbeiten, in vielen Situationen ist dies jedoch unrealistisch. Und selbst wenn es möglich wäre, wollen und brauchen viele Patienten den Partner an ihrer Seite, wenn eine belastende Behandlung ansteht.

Im Januar 2010 erschien eine Metaanalyse, für die über 64 Studien ausgewertet wurden. Diesen Zahlen zufolge mussten in den sechs Jahren ab der Diagnose 25 bis 50 Prozent der Patienten ihre Arbeit unterbrechen oder ganz aufgeben. Etwa zwei Drittel gehen irgendwann wieder arbeiten; die Mehrheit jedoch tritt beruflich zumindest vorübergehend zurück und verdient auch weniger.[7] Falls Sie sich übrigens gerade um die Langzeitfolgen Gedanken machen: Bei einer Befragung von über 4300 geheilten Krebspatienten gaben lediglich 8,5 Prozent an, arbeitsunfähig zu sein.[8]

Manche Menschen fürchten, ihren Job zu verlieren, wenn sie nicht aller körperlichen und seelischen Belastung zum Trotz die Zähne zusammenbeißen und weiterarbeiten. Auf derartige Überlegungen werden wir in einem späteren Kapitel zu Privatsphäre und Verbundenheit noch eingehen. In der Regel bekommt der Erkrankte sechs Wochen Lohnfortzahlung. Anschließend springt die gesetzliche Krankenkasse ein und zahlt Krankengeld, das jedoch im Durchschnitt nur etwa 80 Prozent vom Nettolohn ausmacht.

Nahe Angehörige können unter bestimmten Voraussetzungen im Rahmen der Pflegefreistellung (»Pflegeurlaub«) bezahlten oder auch unbezahlten Urlaub nehmen, allerdings nur in größeren Firmen. Das Pflegezeitgesetz unterscheidet hierbei zwischen akuter (maximal zehn Tage) und langfristiger Freistellung (bis zu sechs Monate, auch als Teilfreistellung oder mit Reduzierung auf 400-Euro-Basis möglich). Sprechen Sie mit Ihrem Chef und dem Personalbüro und informieren Sie sich über die aktuellen Möglichkeiten, die vielfach durch Tarifrecht sowie gesetzliche und betriebliche Bestimmungen geregelt sind. Wer diese Option in Anspruch nehmen will, sollte daran denken, die eigene Kranken-versicherung im Pflegezeitraum zu klären.[9]

Doch selbst wenn wir alles perfekt durchplanen und alle finan-ziellen Ressourcen nutzen, bleibt eine erhebliche Belastung. Wo das Einkommen zuvor schon nur knapp ausreichte, können echte Opfer und schwierige Entscheidungen anstehen. Manche Fami-lien müssen ihre Kinder auf eine andere Schule oder Betreuungs-einrichtung schicken, weil anfallende Gebühren, Anfahrt oder Unterrichtszeiten nicht mehr zu stemmen sind. Andere müs-sen den Arbeitsplatz wechseln. Ich habe mit vielen Paaren ge-sprochen, bei denen einer oder beide ihre stressigen Jobs an den Nagel hängten und entweder ganz aus dem Arbeitsleben aus-schieden oder schlechter bezahlte, flexiblere Stellen annahmen, um die Behandlung oder eine ausreichende Genesungszeit zu ermöglichen.

Für Menschen, deren Selbstbild eng mit dem Beruf verknüpft ist, sind solche Veränderungen oft einschneidend und kommen zu einem Zeitpunkt, wo wir ohnehin mit den Nerven am Ende sind. Eine Minderheit unter meinen Klienten empfand den Krank-heitsprozess hingegen als erhellend – hier konnten Patienten und Partner sich von Positionen lösen, wo Stress und Ärger ohnehin nicht mehr im richtigen Verhältnis zum Verdienst standen.

Wie erzählt man Kindern von der Diagnose?

Ich bin ein sehr aktiver und lebensfroher Mensch, und als mir das passierte, haben sie es einfach nicht geglaubt. Sie konnten sich nicht vorstellen, dass mir je etwas Schlimmes zustoßen würde.

Barbara Janzen

Ein paar Stunden, nachdem wir von Terrys Brustkrebs erfahren hatten, ging ich an den Computer und informierte mich über ihre Krankheit.

Ich weiß noch, wie ich die Sterberate für Brustkrebs recherchierte. Danach schloss ich die Suchmaschine und löschte das Ergebnis. Ich wusch mir das Gesicht, atmete tief durch und ging die lange Einfahrt hinab, um Alex vom Bus abzuholen. Nachdem ich die stark befahrene Straße überquert hatte, an der wir wohnen, wartete ich auf sie und sah den Verkehr vorbeirauschen. Irgendwann kam der Bus ächzend und quietschend zum Halten. Die Tür ging auf, und unsere Siebenjährige stieg aus. Sie sah mich an und fragte: »Was ist?« Und dann noch einmal: »Was ist los?«

Ihre Stirn lag in Falten, und sie starrte mich an wie ein kleiner Inquisitor. »Du bist mir richtig unheimlich. Kannst du etwa Gedanken lesen?«, gab ich zurück. Sie ließ sich nicht ablenken, sondern blieb so konzentriert, dass ich auf der Stelle verpufft wäre, wenn ihre Augen Nuklearkraft besessen hätten.

»Mami hat Brustkrebs.«

»Was ist das?« Geschickt verlagerte sie ihren Schulrucksack von einer Schulter auf die andere.

»Das heißt, sie ist krank.«

»Bekommt sie Medizin?«

69

Hand in Hand überquerten wir die Straße.

»Ja. Die Medizin wird sie müde machen. Und vielleicht wird ihr davon schlecht.« Wir liefen die Einfahrt hinauf. Anstatt Alex anzusehen, blickte ich in die Wüste, als wollte ich einen Kaktus betrachten, nicht etwa mein Gesicht verbergen. Als ich wieder zurückschaute, nickte meine Tochter ernst wie ein General, der eben erfahren hatte, dass man seine Truppen an den Flanken überrannt hatte.

»Dann kochst am besten du das Essen«, sagte sie, rannte ins Haus und rief: »Mami …«

Was Kinder angeht, sollten Sie sich eines merken: Sie schnappen alles auf. Gefühle saugen sie auf wie ein Schwamm und beobachten ihre Eltern gründlicher, als wir glauben. Auch wenn wir ihnen nicht alles erzählen, nehmen sie die emotionale Grundschwingung auf und wissen instinktiv, dass etwas nicht stimmt. Also müssen wir mit ihnen reden. Denn wenn wir es nicht tun, ist ihnen dennoch bewusst, dass irgendetwas gerade furchtbar falsch läuft. Sie wissen allerdings nicht, was es ist, sodass ihre Fantasie alle möglichen Schreckensszenarien erzeugen kann.

Grundsätzlich gilt: Kinder brauchen Stabilität.

Kleine Kinder bis zum Alter von etwa sieben Jahren sollten den Namen der Krankheit erfahren, wie die Behandlung voraussichtlich für den Elternteil sein wird (das heißt, was sie vielleicht von seinem Zustand hören und sehen werden) und so viel zum Ablauf, wie sie verstehen können. Also zum Beispiel, was sich beim Essen ändern wird, wer sie zur Schule oder zu Freunden fährt und so weiter.

Ältere Kinder wollen möglicherweise mehr wissen. Zum Beispiel wie eine Chemotherapie wirkt, oder wie hoch die Chancen sind, dass die Behandlung anschlägt. Vielleicht bitten Sie sie auch um Mithilfe. Etliche Paare mit Kindern berichteten, dass sie Familienkonferenzen abhielten, auf denen sie ihren Kindern erklärten, dass sich in der Familie einiges ändern würde und alle mehr Aufgaben übernehmen müssten, damit es zu Hause einigermaßen stressfrei laufen könne.

Und noch etwas sollte uns bewusst sein: Viele Kinder neigen zu magischem Denken, das heißt sie glauben, sie könnten den Lauf der Dinge durch ihr Verhalten oder ihre Vorstellungen beeinflussen. Solche Kinder fragen sich, ob es wohl ihre Schuld ist, dass der Vater oder die Mutter Krebs bekommen hat. Jedes Kind war schon einmal wütend auf seine Eltern. Deshalb ist es wichtig, allen Kindern zu versichern, dass sie nicht schuld sind. Ältere Kinder verdrehen dabei vermutlich die Augen und sagen: »Ach was.« (Meine zumindest tun das gelegentlich.) Dieses Risiko sollten Sie eingehen!

An einem Krebsinstitut in Boston arbeitete ich mit einem Elfjährigen, der unglaublich wütend auf seinen neunjährigen Bruder war, weil dieser seiner Meinung nach den Krebs der Mutter verursacht hätte. Die Vorstellung war absurd, aber er glaubte, wenn sein kleiner Bruder weniger Scherereien gemacht hätte, hätte seine Mutter keinen Krebs bekommen.

Deshalb rate ich Eltern mittlerweile grundsätzlich, ihren Kindern ausdrücklich zu versichern, dass niemand den Krebs verursacht hat.

Die eine Tatsache, die am liebsten niemand je erwähnt, ist unsere Sterblichkeit. Kinder (und wir Erwachsene) wollen immer wissen, ob diese Krankheit tödlich ist. Meistens können wir es nicht sagen. Aber wenn wir davon ausgehen müssen, dass wir eine Krankheit nicht überleben, kann man dies den Kindern auch mitteilen, sobald die Diagnose feststeht.

Den perfekten Zeitpunkt, einem Kind den bevorstehenden Tod von Vater oder Mutter mitzuteilen, gibt es nicht. Solche Gespräche sind immer herzzerreißend, wie auch immer man sie arrangiert. Es ist überaus wichtig, dass das Kind im Umfeld Unterstützung findet. Dennoch sollte man vermeiden, Folgendes zu sagen: »Nun, das Schöne daran ist, dass du viel öfter bei Tante Joanie sein kannst.« Nichts ist schön daran, wenn ein Elternteil stirbt. Vor einem derart tief greifenden Verlust kann man ein Kind letztlich nicht schützen.

Weitaus häufiger kämpfen Eltern mit Krankheiten, die eher eine unklare Bedrohung darstellen. Kleinere Kinder sollte man dann nicht unnötig verängstigen. Bei älteren wird es komplizierter, weil sie auch andere Informationsquellen haben können. Vielleicht wissen ihre Freunde von Menschen, die an dieser Krankheit gestorben sind, und machen Bemerkungen wie: »Deine Mama ist stark. Bestimmt stärker als meine Tante. Die ist letztes Jahr an Brustkrebs gestorben.«

Jugendlichen sollte man erklären, dass ein derartiger Krebs in manchen Fällen tödlich verlaufen kann, es jedoch gute Gründe gäbe, warum man im eigenen Fall nicht davon ausgeht. Damit sind sie gegen anderweitige Informationen gewappnet, die von Freunden oder über andere Kanäle drohen.

Kritisch kann es werden, wenn Eltern sich nicht einig sind, was Kinder über eine bestimmte Situation erfahren sollten. Ich arbeitete zum Beispiel eine Zeit lang mit einem Paar mit heranwachsenden Töchtern. Die Mutter hatte Bauchspeicheldrüsenkrebs und wusste, dass sie daran sterben würde. Dennoch wollte sie den Töchtern keinesfalls die Wahrheit sagen. Ihr Mann hingegen hoffte, dass dann deren alterstypisches Gezänk aufhören würde und sie die letzten Monate mit ihrer Mutter auskosten könnten. Die Mutter wollte lieber so tun, als wäre alles ganz normal. Das war zwar verständlich, aber alle im Haus wussten, dass eben nichts normal war, sodass ihr schmerzliches Festhalten an der Normalität noch mehr Leid verursachte. Für derartige Lebenslagen gibt es keine allgemein gültigen Regeln, doch ich plädiere bei älteren Kindern und Jugendlichen eher für die Wahrheit. Sosehr wir uns auch bemühen – vor allen Fallstricken und Konsequenzen einer Krebserkrankung können wir unsere Kinder nicht bewahren.

Paare sollten Haushaltspflichten und Verantwortlichkeiten flexibel handhaben

Zum Beispiel damals die Sache mit dem Hund. Ich bin morgens aufgestanden und habe den Hund ausgeführt. Dann habe ich das Trinkwasser gewechselt und ihn gebürstet. Als David aufstand, fragte er: »Hast du das gemacht?«, und ich antwortete: »Ja.«
»Aber warum denn? Das ist meine Aufgabe. Das mache ich.«
»Na, dann machst du heute eben etwas anderes, denn das hier ist bereits erledigt.«

Sandra Wilkerson

Ich übernehme viel von dem, was bisher er getan hat, und das macht es für ihn noch schlimmer.

Barbara Harrison

Auch wenn ein Partner Krebs hat, fällt weiterhin Wäsche an, jemand muss kochen, das Haus will geputzt werden, und die Haustiere kümmern sich auch nicht um sich selbst. Der Reifen ist trotzdem mal platt, die Heizung geht kaputt, und dem Partner mit dem Bleifuß flattern die Strafzettel ins Haus. (Letzteres gelang meiner Frau, die während einer sechswöchigen Chemotherapie ernsthaft drei Mal geblitzt wurde.)

Normalerweise existiert eine Aufgabenverteilung im Haushalt. (An dieser Stelle eine niederschmetternde Nachricht an uns Männer: Überzeugende Daten belegen, dass Paare, die ihre Hausarbeit teilen, langfristig bessere Chancen haben als die, bei denen die Hauptlast nur einer übernimmt, und zwar zumeist die Frau.)

In anderen Lebensbereichen übernimmt meist derjenige die Verantwortung, der etwas davon versteht. Bei uns zum Beispiel zahle ich die Rechnungen und mache die Steuererklärung, und das seit Jahren. Deshalb habe ich finanziell den Überblick. Terry hat keinerlei Interesse an Konten, Schuldenstand und Zinshöhe. Nicht, dass sie es nicht verstehen würde – es ist ihr nur einfach nicht wichtig, und sie hat so unglaublich viel zu tun, dass sie daran zuallerletzt denkt. Umgekehrt leide ich an selektiver Demenz bezüglich der Kinderaktivitäten. Auf mich allein gestellt würde ich Abby zum Flughafen und Alex zum Zoo fahren anstatt zum Tanzen und zum Sport. Wenn man mich morgens nicht daran erinnert, denke ich nicht daran. Mit der Zeit verlässt man sich vielleicht zu selbstverständlich darauf, dass der oder die andere schon alles Nötige tun wird.

Dann aber kommt der Krebs, und einer von uns kann bestimmte Dinge vielleicht nicht mehr erledigen. Oder er könnte durchaus, aber es kostet den Kranken viel mehr Kraft als den Gesunden. Überlegen Sie in solchen Fällen, ob es im sozialen Umfeld andere gibt, die bereitwillig einspringen.

Häufiger noch ist ein zweites Muster zu beobachten, bei dem der oder die Krebskranke an manchen Tagen nicht einsatzfähig ist, an anderen hingegen durchaus. Das ist knifflig. Teilweise berichteten die Patienten, dass sie sich unbeachtet und zu wenig unterstützt fühlten, wenn man von ihnen erwartete, dass sie weiter funktionierten, obwohl es ihnen schlecht ging. Andere wiederum fühlten sich nutzlos und reagierten trotzig, wenn man ihnen ungefragt Aufgaben abnahm.

Aus meiner Sicht verlassen die meisten Paare sich viel zu sehr auf Gedankenlesen. Jeder erwartet vom anderen, dass er oder sie errät, was der andere gerade braucht oder sich wünscht, und diese unausgesprochenen Bedürfnisse erfüllt.

Um schlagkräftig und flexibel zu bleiben, müssen wir bereit sein, den anderen zu fragen, wie es ihm geht und wozu er oder sie aktuell in der Lage ist.

• Machen Sie sich bewusst, dass eine Krebserkrankung etwas Neues ist. Bisher konnten wir sehr gut einschätzen, was wir in einem bestimmten Zeitraum erledigen können oder in der Zukunft schaffen wollen. Der Einfluss des Krebses kann jedoch unvorhersehbar sein, und Patienten wissen vielleicht wirklich nicht, wozu sie morgen oder nächste Woche fähig sind. Das bedeutet, dass beide Partner flexibler sein sollten als bisher.

• Wir müssen unseren Partnern verzeihen, dass sie nicht Gedanken lesen oder unsere Wünsche erraten können, ohne dass wir es ihnen sagen. Beide müssen ansprechen, was aktuell anliegt und wer das macht.

- Belohnen Sie einander immer wieder dafür, offen über alltägliche Dinge zu sprechen. Sie wissen schon – Blumen, Schokolade, ein Lächeln oder Berührungen, mit denen Sie die liebsten Menschen in Ihrem Leben wissen lassen, dass Sie sie und ihre Bemühungen zu schätzen wissen. Sagen Sie »Danke, dass du die Wäsche abgenommen hast« oder »Ich bin froh, dass du die Kinder ins Schwimmbad gefahren hast«.

- Dass Sie heute eine Aufgabe übernehmen, heißt nicht, dass diese von nun an für immer an Ihnen hängen bleibt. Halten Sie am besten regelmäßig Rücksprache, wer gerade was übernehmen kann.

- Rechnen Sie mit Fehlern und wunden Punkten. Wer an Krebs erkrankt, über- oder unterschätzt häufig, was er oder sie erledigen kann. Selbst ein Zustand, der stabil und überschaubar wirkte, kann unerwartet kippen.

3. Im Dschungel des Gesundheitssystems

Ich habe an den Krankenhausserien *Grey's Anatomy* und *Private Practice* des amerikanischen Senders ABC mitgearbeitet. Es gibt viele Unterschiede zwischen der dort dargestellten Krankenhauswelt und der Realität. Im wahren Leben stellt Ihnen niemand während einer Behandlung vier Oberärzte zur Seite. Im wahren Leben lassen Testergebnisse auf sich warten, es sind Versicherungsfragen zu klären, und der Zeitplan wird über den Haufen geworfen.

In Krankenhäusern oder Arztpraxen gibt es eine ganz spezielle Kultur. Um sich in dieser Umgebung erfolgreich zurechtzufinden, müssen Sie von vornherein als Team agieren. Von der Aktenführung bis zu den Gesprächen mit den Ärzten haben stets beide großen Anteil daran, dass Sie alles bekommen, was Sie brauchen. Natürlich kommen bei jedem Patienten von Zeit zu Zeit kleinere Pannen vor – mal kommt der Arzt zu spät, mal wird ein Termin verschoben, mal hat man den Eindruck, dass alles drunter und drüber geht. Weil Patienten sich oft so ausgeliefert vorkommen, dass sie sich nicht mehr zu Wort melden, hat dieses Kapitel einen Extraabschnitt für Partner, in dem es darum geht, wie man seinem verletzlichen und meist durch Krankheit und Therapie sehr erschöpften Lebensgefährten zur Seite stehen kann.

Aus der Verhaltensforschung wissen wir außerdem, dass viele

Patienten ihre Medikamente nicht wie verordnet einnehmen. Darum gebe ich Hilfestellung, wie man als Paar die Therapietreue verbessern kann. Zuletzt gebe ich Tipps zum Umgang mit unerwarteten Nebenwirkungen, damit Sie vielleicht nicht so sehr in Panik geraten wie einst ich oder viele andere Erkrankte und ihre Partner, die solche Momente durchlitten haben.

Sammeln Sie alle medizinischen Unterlagen

Wann immer wir zum Arzt gingen, baten wir um die Ergebnisse. Eine Freundin hatte uns das eingeschärft: Holt euch jeden Bericht, jeden Scan, von allem eine Kopie. (...) Mitunter überlegten wir erst hinterher, haben sie nun dies oder jenes gesagt oder vielleicht das? Dann konnten wir selbst nachsehen und sagen, gut, das haben sie wirklich gesagt. Der Unterschied ist nicht immer groß, aber so hat man es direkt vor Augen.

David Milson

Manchmal fühlt man sich im Gesundheitssystem wie im fremdsprachigen Ausland. Und wer Termine und Maßnahmen von zwei oder mehr Ärzten selbst koordinieren muss, gerät rasch an den Rand der Verzweiflung.

Eines der Probleme ist das Fehlen einer zentralen Datenbank, auf die das gesamte Behandlungsteam – Ärzte, Pflegepersonal, Apotheker, sozialer Dienst und so weiter – Zugriff hat. Stattdessen leisten wir uns eine eigenartige Mischform aus elektronischen Akten und Unterlagen in Papierform, was zwar ärztlicher Schweigepflicht und Datenschutzbestimmungen entspricht, aber den Informationsaustausch erschwert. Wenn Sie also nicht selbst Ausdrucke Ihrer Arztberichte von Arzt zu Arzt schleppen, gibt es keine Gewähr, dass die Informationen pünktlich (oder überhaupt) dort ankommen, wo Sie es gerne hätten.

Ein Beispiel sind David und Valree Milson. Als David Lungenkrebs und Schilddrüsenprobleme bekam und obendrein Stents für sein Herz benötigte, wurde er in Texas in drei Kliniken in drei Orten parallel behandelt. Valree merkte schon bald, dass seine Ärzte sich nicht vernünftig miteinander austauschten – wie auch? Es waren erfolgreiche, viel beschäftigte Fachleute, die nicht auf dieselben Krankenakten zurückgreifen konnten. Sie entschied, dass sie eigene Akten brauchten, und verlangte daher nach jedem Klinikbesuch schriftliche Kopien aller Notizen. In den kleineren Häusern war das mitunter schwer durchzusetzen, doch die meisten Informationen bekam sie, und so hatten Davids Ärzte bei der schwierigen Frage, wie sie die Reihenfolge der Eingriffe aufeinander abstimmen sollten, eine optimale Entscheidungsgrundlage.

Außerdem können solche Unterlagen auch für Patienten selber hilfreich sein. David vertraute mir an, dass sie nach den ersten Arztbesuchen hinterher mitunter uneins waren, was sie gehört hatten. »Mit den Arztbriefen konnten wir besser verstehen, was wir als Nächstes tun mussten und warum.«

Unsere Fähigkeit, Informationen abzuspeichern, wird von Stress und Angst stark beeinträchtigt. Während meiner vielen Arztbesuche war mein Verstand teilweise wie ein Rekorder, der jedes Wort, das meine Ärzte oder das Behandlungsteam äußerten, dauerhaft aufzeichnete. Andererseits gab es auch immer wieder Zeitpunkte, wo ich mir vorkam, als würde ich in der Sturzflut von Fakten, Testergebnissen und dem schrecklich ablenkenden Ungewissen geradezu ertrinken. Und manchmal sind wir Patienten beim Arztgespräch buchstäblich wie narkotisiert! Vielleicht haben wir gerade die erste Hälfte einer Chemotherapie hinter uns und sind gerade am Packen, oder wir passen die Medikation an, um die Schmerzen oder andere unangenehme Nebenwirkungen leichter zu ertragen. Auch dann wird man versuchen, uns Informationen mitzuteilen. Ich erinnere mich an Klinikbesuche, wo ich kurz zuvor eine Dosis Lorazepam genommen hatte, ein häufig eingesetztes Medikament, bei dem die Fakten sich schneller in Luft auflösten als Wasser in der Wüste. Wenn niemand mitschreibt, kann man sich solche Gespräche unmöglich merken.

Verdreifachen Sie die vom Chirurgen genannte Genesungszeit und fragen Sie das Pflegepersonal nach dem tatsächlichen Verlauf

Am Anfang hielt ich meinen Mann für einen Schwächling. Ein echtes Weichei. Irgendwie stieß mich das ab. Dann verriet mir ein anderer Patient, dass die Behandlung schlimmer wäre, als der Arzt sagte, und mir wurde klar, dass er sich wacker hielt.

Anonym

Unklare Vorstellungen von Dauer und Verlauf der Genesungszeit sind für Paare häufig problematisch. Wenn der Arzt kurz vor der Prostataoperation sagt, dass er davon ausgeht, dass der Patient »in ein paar Tagen schon wieder auf den Beinen« sei, und dem Mann auf die Schulter klopft – aber aus diesen paar Tagen dann zwei

Wochen oder mehr werden, fragt seine Frau sich irgendwann vielleicht, was los ist. Hat er Depressionen? Stimmt etwas nicht? Ist er faul? Anfangs bedrängt sie ihn, endlich aufzustehen. Es müsste ihm doch schon besser gehen. »Nutzt er meine Gutmütigkeit aus, während ich mich abrackere, um mich um ihn zu kümmern und alles am Laufen zu halten?« Gleichzeitig zweifelt er an sich und überlegt: »Warum nörgelt sie so an mir herum?« Vielleicht zwingt er sich, aufzustehen und wieder aktiv zu werden, bevor es ihm gut genug geht, und riskiert damit seine Gesundheit. Deshalb ist dies ein häufiges und mitunter sehr ernstes Thema.

Stellen Sie sich vor, wir wären gemeinsam auf einer Wildwasserfahrt. Die nächste Stromschnelle, auf die wir zuhalten, trägt den Namen »Witwenmacher«. Während wir auf das ohrenbetäubende Brausen zufahren, sehen wir unseren Führer an, der an seiner Lippe nagt und uns mit bebender Stimme auffordert, uns festzuhalten. Das Boot beginnt zu tanzen. Wir fühlen die Gischt im Gesicht, das Wasser ergießt sich tosend durch einen viel zu schmalen Spalt, das Boot dreht sich, und wir rasen auf den riesigen Felsen zu.

Stellen Sie sich nun vor, in derselben Situation würde unser Führer sagen: »So, Leute, die nächste Stromschnelle heißt Witwenmacher. Diesen Namen erhielt sie im Jahr 1936, als es einen gewaltigen Hurrikan gab und ein Spinner trotzdem in einem kleinen Ruderboot dort hindurchwollte. Er hat es nicht überlebt. Das passiert uns heute nicht. Wir fahren weiter flussabwärts, und wenn ihr nach rechts blickt, seht ihr dort einen herrlichen Nebenarm. Wer den Blick nach unten wendet, kann über 18 Meter in die Tiefe schauen und silberne Bläschen aufsteigen sehen, die an Münzen erinnern. Allerdings solltet ihr nicht zu lange hinsehen, weil ich euch alle zum Paddeln brauche. Wir werden uns ein paar Mal drehen, das Boot wird gegen den Felsen gedrückt werden, und es fühlt sich vielleicht so an, als würden wir kentern, aber das tun wir nicht. Danach geht es gleich weiter den Fluss hinab. Seid ihr bereit?«

Wir alle wünschen uns Chirurgen und Anästhesisten vom zweiten Schlag. Wir haben sie verdient, und in der Ausbildung arbeiten wir inzwischen intensiv daran, dass die nächste Ärztegeneration in dieser Hinsicht besser ist als die davor, das können Sie mir glauben. Momentan hilft Ihnen das allerdings wenig. Das heißt: von denen, die damals nicht aufgepasst haben, können wir nicht erwarten, dass sie wissen, wie sie uns auf die Abläufe vorbereiten können.

Bei Chirurgen kommen derartige Probleme besonders häufig vor. Von den alltäglichen Sorgen realer Menschen haben sie ziemlich wenig Ahnung. Deshalb sollten Sie die zu erwartende Genesungszeit selbst bei einem Chirurgen mit besten Absichten grundsätzlich verdreifachen. Wenn er sagt: »In vier Wochen geht es Ihnen besser«, heißt das meistens, dass es zwölf Wochen dauern wird. Denn während ihrer langen Ausbildung verbringen Chirurgen sehr wenig Zeit mit Patienten in der Genesungsphase. Am Tag nach der Operation machen sie Visite und bitten vielleicht darum, dass der Patient sich in einem Monat zur Nachuntersuchung vorstellt. Sie wissen, dass sie vor Lungenembolien – winzigen Blutgerinnseln, die ins empfindliche Lungengewebe vordringen können –, Blutungen und Blutdruckabfall auf der Hut sein müssen. Wie sie den Patienten über den tatsächlich zu erwartenden Verlauf der Rekonvaleszenz vorbereiten können, wissen sie oft nicht.

Früher, als Hausbesuche noch üblich waren, konnten Ärzte die allmähliche Genesung (oder den Rückfall) ihrer Patienten miterleben. Heute schicken wir sie zu niemandem mehr nach Hause. Sie kommen auch nicht in die Nachsorgekliniken und sehen, wie jemand nach einer Herzoperation mit all den Schläuchen und Schmerzen und der Angst vor dem Gehen fertigwird, oder wie man sich vor dem fürchten kann, was unterhalb der Verbände vor sich geht.

Chirurgen konzentrieren sich vollständig auf den Patienten auf ihrem OP-Tisch. Diesem Menschen gilt all ihre Energie. Die Zeit mit den Patienten ist für die meisten nur eine wichtige Nebentätigkeit. Das Pflegepersonal hingegen betrachtet die Zeit mit dem Patienten als Hauptaufgabe, und die meisten sind aufmerksam und geschickt darin, Begleiterscheinungen zu lindern.

Das alles spielt mit, wenn wir uns Antworten auf unsere Fragen wünschen. Häufig stellen wir aber nicht genug oder nicht die richtigen Fragen, wenn der Arzt kommt. Wir sind eingeschüchtert, der Arzt ist meist in Eile, und natürlich hat er noch anderes im Kopf. Wenn er hereinkommt, denkt er vielleicht: »Ich muss mich vergewissern, dass die Patientin weiß, dass sie in der Nacht vor der Operation nichts essen und trinken darf.« Oder: »Ich muss jetzt ihre Blutwerte prüfen und sichergehen, dass sie sich nicht verschlechtern, während wir die Möglichkeiten abwägen.«

Der Arzt kommt also gut vorbereitet herein, um genau dieses Vorhaben zu erledigen. Wir als Patienten und deren Angehörige benötigen jedoch Antworten auf Fragen wie: »Was passiert als Nächstes?«, »Was ist normal?« und »Was ist nicht normal?«

Fragen Sie also die Schwestern oder andere Patienten mit entsprechender Erfahrung, informieren Sie sich aus zuverlässigen Internetquellen (zum Beispiel Links aus dem Krankenhaus) oder nutzen Sie all diese Optionen, um folgende Fragen zu klären:

- Wie lange werde ich wahrscheinlich nach dem Eingriff oder der Behandlung im Krankenhaus bleiben müssen?
- Wie lange muss ich mich schonen?
- Welche Nebenwirkungen sind gefährlich und ein Hinweis darauf, dass ich noch einmal ins Krankenhaus muss?
- Ich arbeite als _____; wann müsste ich Ihrer Meinung nach so weit sein, dass ich meine Arbeit wiederaufnehmen kann?
- Womit hat man nach diesem Eingriff oder dieser Therapie normalerweise zu kämpfen?

Und ich möchte, dass Sie Geduld aufbringen, wenn Sie oder Ihre bessere Hälfte sich weniger schnell erholen als erwartet.

Partner müssen lernen, füreinander den Anwalt zu spielen

Du musst diesen Menschen vertrauen, denn sie haben dein Leben in der Hand. Aber du solltest auch lernen, dich zu schützen, indem du unbedingt deine Fragen stellst. Scheu dich nicht zu fragen. Es gibt keine dummen Fragen. Frag, frag, frag.

David Milson

Ich glaube, dem Partner muss bewusst werden, dass er jetzt
eine Weile stark sein muss, der Fels in der Brandung, damit der
Krebspatient das alles durchstehen und gesund werden kann.

Deborah Kennedy

Mein wichtigster Rat für jeden heutzutage ... ist Nachhaken.
Verlassen Sie sich nicht auf eine einzige Meinung. Sie müssen
immer wieder nachhaken. Ein »Nein« war für mich keine
akzeptable Antwort.

Linda Spence

Ohne sie wäre ich nicht mehr hier.

Harman Spence

Wenn wir das Gesundheitssystem im Hinblick auf schwerkranke Patienten von Grund auf neu stricken würden, wäre das gegenwärtige Angebot zumindest in meiner Heimat vermutlich nicht annähernd ausreichend. Allmählich sind zwar Verbesserungen zu beobachten, aber noch immer müssen sich Kranke in einem komplexen System zurechtfinden, das ihnen wie ein Labyrinth vorkommt. Insbesondere in Universitätskliniken, die Zugang zu den aktuellsten Behandlungsansätzen bieten, fühlt sich der Patient häufig verloren.

Ein treffendes Beispiel hierfür ist die Anfangsphase bei Brustkrebs. Terry musste zu einem Chirurgen, der auf Brustkrebs spezialisiert war, zu einem zweiten Chirurgen für die anschließende Rekonstruktion der Brust, zum Onkologen und zum radiologischen Onkologen für die Strahlentherapie. Außerdem wünschte sie eine Zweitmeinung von einem Onkologen, mit dem sie bereits zusammengearbeitet hatte. Und irgendwann mittendrin beschloss sie, sich auch die Gebärmutter entfernen zu lassen, weshalb sie einen gynäkologischen Chirurgen benötigte. Hinzu kamen diverse Anästhesisten.

Die meisten dieser Termine wurden von Verwaltungskräften vergeben. Manche waren freundlich und gut organisiert. Andere waren schrecklich. Und wir hatten das Gefühl, sie hielten Terrys Leben in der Hand. Für die Ärzte galt dasselbe. Ein paar waren fantastisch, freundlich und professionell. Ein paar waren nachlässig und allzu sehr von sich überzeugt. Diese Menschen höflich dazu zu bewegen, das zu tun, was Terry brauchte, war mitunter meine Aufgabe, besonders wenn meine Frau frustriert war und es eben nicht bekam. Manchmal war ich nicht besonders höflich. Ich plädiere bestimmt nicht dafür, es sich mit anderen zu verderben, doch im Gesundheitssystem werden quietschende Räder normalerweise geölt. Verärgerte Familienmitglieder erhalten meist mehr Aufmerksamkeit als ruhige, höfliche Angehörige.

Deshalb möchte ich an dieser Stelle einige Beispiele schildern, wo der Partner sich möglicherweise einmischen sollte. Wartezeiten in Arztpraxen und im Krankenhaus sind normal. Bei einem fest vereinbarten Termin dürfen Sie nach einer halben Stunde Wartezeit jedoch durchaus nachhaken. Dasselbe gilt bei der Entlassung aus dem Krankenhaus, wenn Sie auf Laborergebnisse warten, ohne die die Behandlung nicht weitergehen kann, oder wenn es um diagnostische Informationen geht. Sie sollten uneingeschränkten Zugang zu Ihrer Patientenakte erhalten, damit Sie persönlich sicherstellen können, dass alle beteiligten Ärzte auf demselben Informationsstand sind. Fragen Sie nach, ob Sie Ihre Daten einsehen und möglicherweise sogar selbst ausdrucken können – vielleicht hat die Klinik ein System, das individuelle Passwörter vorsieht. Manche Kliniken händigen dem Patienten von sich aus Kopien aller Arztbriefe und Befunde aus; andere schicken diese lieber an den Hausarzt. (Gesetzlich haben wir ein Recht auf Einsichtnahme, aber die Klinik oder Praxis kann eine Erstattung der Kopierkosten verlangen.) Dies gilt auch für Scans, konservierte Gewebeproben und Zellabstriche.

Auch wenn der Kranke Schmerzen hat, sollte der Partner für ihn eintreten. Schmerzen sind für Kliniken ein wichtiges Thema. In Amerika müssen die Krankenhäuser vor ihren Kontrollgremien belegen, dass sie die Schmerzen ihrer Patienten erfolgreich bekämpfen. Das bedeutet allerdings nicht, dass dies stets so schnell geschieht, wie es wünschenswert wäre. Bei Fragen zum Thema Schmerz sollten Sie darauf achten, dass Sie genau wissen, welche Mittel bereits in welcher Dosierung genommen oder gegeben wurden. Üblicherweise werden die Patienten gebeten, Schmerzen auf einer Skala von eins bis zehn einzustufen. Manchmal sollen wir auch beschreiben, wann der Schmerz eingesetzt hat und wie er sich anfühlt (zum Beispiel brennend, stechend oder pochend).

Während eines Klinikaufenthalts kann es immer wieder vorkommen, dass Partner sich für den Patienten starkmachen müssen. Bei der Aufnahme sollte das Behandlungsteam genau erfahren, welche Medikation der Patient erhält und in welcher Dosierung. Wenn das zu kompliziert ist, sollten Sie die aktuellen Medikamente mitbringen. Sie können die häusliche Medikation auch mit Ihrer Handykamera fotografieren und auf diese Weise in der Klinik vorzeigen.

Wenn die Krankenschwestern Medikamente bringen, sollten Sie stets den Namen der Substanz erfragen und warum der Patient dies benötigt. Die meisten Kliniken arbeiten systematisch daran, Medikationsfehler zu vermeiden, sodass diese meist auf Akutstationen geschehen. Zwei Fehler stehen dabei im Mittelpunkt: das falsche Medikament und eine falsche Dosierung. Dosierungsfehler werden Sie kaum verhindern können, aber immerhin können Sie mit darauf achten, dass nicht das Falsche verabreicht wird.

Partner oder Partnerin können auch aufpassen, dass niemand den Patienten berührt, ohne sich zuvor die Hände zu waschen. Infektionen sind in Krankenhäusern häufig ein Problem. Manchmal geschehen sie trotz bester Hygiene, aber mitunter waschen sich auch die Ärzte oder Pfleger nicht ausreichend die Hände oder gehen mit all den Kathetern und Zugängen zu nachlässig um. Normalerweise ist im Krankenzimmer ein Waschbecken vorhanden. Auch wenn es Ihnen peinlich sein mag, die Ärztin oder den Pfleger zu fragen, ob sie sich schon die Hände gewaschen haben, müssen Sie sich hier zu Wort melden. Sie dürfen sich ruhig diplomatisch ausdrücken, zum Beispiel mit Worten wie: »Frau Dr. Soundso, ich habe gesehen, dass Sie sich beim Hereinkommen nicht die Hände gewaschen haben. Liegt das daran, dass Sie meine Frau heute nicht berühren werden?«

Auch die Arztkittel sollten den Patienten niemals berühren. Dasselbe gilt für Krawatten, Hemdsärmel oder Schmuck. 2009 meldete das Nachrichtenmagazin *Healthwatch*, dass manche britische Kliniken ihrem Personal lange Ärmel und insbesondere Krawatten untersagten, weil Letztere selten gewaschen werden und daher Infektionen von einem Patienten zum nächsten tragen können.

Zeitmangel ist im Krankenhaus ein Dauerthema, zumal Ärzte und Patienten das Verstreichen der Zeit ganz unterschiedlich empfinden. Ärzte haben alle Hände voll zu tun. Sie untersuchen Patienten, sprechen mit Kollegen, beurteilen die Ergebnisse aus Labor, Radiologie und Pathologie, setzen Tests an und verordnen Behandlungen. Patienten liegen oft da und warten, dass etwas passiert. Da kommt leicht der Eindruck an, als würde gar nichts geschehen, und im Einzelfall kann dies sogar stimmen.

Zum Beispiel kommt es vor, dass die Ärztin bei der Visite sagt: »Ja, heute kann der Katheter raus, und wenn Sie dann aufgestanden sind und ein bisschen herumlaufen können, würden wir Sie morgen gern entlassen.« Und dann passiert aus Sicht des Patienten gar nichts. Es kommt einfach keiner und zieht den Katheter. Oder eine Patientin weiß nach einer Brustamputation nicht, wie sie mit den Drainagen oder anderen Dingen umgehen soll. Doch es kommt niemand und erklärt ihr, was sie zu tun hat. In derartigen Situationen kann ihr Mann bei den Schwestern nachfragen.

Ich empfehle, grundsätzlich freundlich zu beginnen – die meisten Angestellten im Krankenhaus haben beste Absichten und viel Arbeit. Bleiben Sie jedoch hartnäckig, wenn Ihr Problem ignoriert wird. Wer sich an höherer Stelle beschweren will, sollte beachten, dass in Kliniken allen Teamgedanken zum Trotz strenge Hierarchieebenen herrschen. Bei einer anthropologischen Feldstudie unseres Gesundheitssystems würde die hierarchische Starrheit vermutlich irgendwo zwischen der einer Ameisenkolonie und dem japanischen Militär der Kaiserzeit landen. Daher kann man immer nach dem Oberarzt oder der Stationsleitung fragen oder notfalls beim Chefarzt vorsprechen – manche haben durchaus ein offenes Ohr für Patienten.

Sollten Sie nach Abschluss der Behandlung einen Fragebogen zur Zufriedenheit erhalten, füllen Sie diesen unbedingt aus. Solche Rückmeldungen spielen für Kliniken eine wichtige Rolle, um festzustellen, auf welchen Stationen alles gut läuft und wo Verbesserungsbedarf herrscht. Wenn Sie deutlich beschreiben, wie Sie behandelt wurden, erweisen Sie künftigen Patienten einen großen Dienst.

Mehr Therapietreue durch das Vier-Augen-Prinzip

Neulich habe ich ihm die falsche Medizin gegeben ... und ich habe es in der Sekunde gemerkt, wo es passiert ist ... Meine Enkelin war mit einer Freundin da, und ich war gerade dabei, einen Film für sie auszusuchen, und da wollte er sein Insulin, und es war alles zu viel auf einmal, und so gab ich ihm die falsche Medizin.

Anonym

Schon 400 Jahre vor unserer Zeitrechnung schrieb Hippokrates: »Bedenkt, dass Patienten fehlbar sind und lügen, wenn sie behaupten, dass sie die verordnete Medizin eingenommen haben, und wenn etwas schiefgeht, geben sie den eigenen Fehler nicht zu.«

Heutzutage werden Patienten in einem Zustand entlassen, der noch vor 20 Jahren für eine Einweisung gereicht hätte. Da therapeutische Verordnungen häufig ziemlich kompliziert sind, ist es kein Wunder, wenn Pflegekräfte und Patienten damit Probleme haben. Seit sechs Jahren habe ich eine Professur an einem Medical College und fordere meine Medizinstudenten regelmäßig auf, ihre Patienten zu Hause aufzusuchen und dort kurze Videodokumentationen zu drehen. Einmal kamen sie dabei zu Norma, deren Brustkrebs Metastasen gebildet hatte. Norma hatte in der Verwaltung eines regionalen Schulsystems gearbeitet und entpuppte sich als ausgezeichnete Lehrerin. Sie ließ sich von den Studenten zu Klinikterminen begleiten und verbrachte auch zu Hause viel Zeit mit ihnen. Als sie mal nachmittags gemeinsam in der Küche saßen, fragten die Studenten, wie sie denn mit den vielen Medikamenten klarkäme. Da dieses Gespräch gefilmt wurde, kann ich Ihnen genau schildern, was dann geschah.

Norma öffnete einen Küchenschrank, zog ein Körbchen heraus und stellte es auf die Arbeitsplatte. »Das ist alles, was ich nehmen muss«, sagte sie. Der Korb war randvoll mit Medikamenten, dicht an dicht wie Soldaten in einem Landungsfahrzeug. Dann hört man jemanden fragen: »Wie behalten Sie denn da die Übersicht?« Und Norma sagt: »Ich weiß es halt. Aber gestern habe ich vergessen, mein Zometa zu nehmen.«[1] Medikamente in einem Korb in der Küche aufzubewahren trägt nicht unbedingt zur Therapietreue bei. Wobei Norma sich vermutlich noch besser schlug als viele andere. In anderen Filmen sahen wir derartige Körbchen nicht nur in der Küche, sondern auch im Rollstuhl, im Bad oder auf dem Nachttisch. Medikamente werden erschreckend häufig so aufbewahrt.

Studien zufolge ist die Therapietreue – also die tatsächliche Einhaltung der verordneten Behandlung – eine ziemliche Katastrophe. Was wenig verwunderlich ist, denn mitunter bräuchte man ein genau ausgeklügeltes System, um all die Mittel korrekt einzunehmen. Manche Medikamente gehören in den Kühlschrank, andere müssen auf leeren Magen genommen werden, wieder andere zum Essen. Das eine braucht man mehrmals am Tag, das andere nur vor dem Schlafengehen. Bestimmte Mittel benötigen wir nur für begrenzte Zeit, andere ständig. Man wird dabei völlig konfus!

Deshalb bringt wohl jeder seine Medikation hin und wieder durcheinander. Das zumindest behaupten entsprechende Studien. Die Therapietreue erreicht unter keinen Umständen annähernd 100 Prozent.[2]

Krebspatienten können zwar meist stolz darauf verweisen, dass sie sich akribischer an Verordnungen halten als Asthmatiker oder Bluthochdruckpatienten (wobei manche zusätzlich beides haben!), doch die folgenden Punkte erschweren die medikamentöse Therapietreue:[3]

- Wenn Arzneimittel zum Essen eingenommen werden müssen.
- Wenn man nicht rechtzeitig merkt, dass die Medikamente bald ausgehen.
- Wenn man mehr als ein Mittel pro Tag benötigt.
- Wenn Medikamente mehrmals am Tag eingenommen werden.

Mit bestimmten Tricks kann man immerhin andere Fehlerquellen einschränken: Machen Sie nicht zu viele Dinge gleichzeitig. Bewahren Sie ähnliche Mittel mit unterschiedlicher Wirkung nicht nebeneinander auf, also die Schmerzmittel nicht am gleichen Ort wie die Tabletten für die Chemotherapie. Lassen Sie Ihre Medikamente immer bis zur Verwendung in der Packung und heben Sie Beipackzettel und ärztliche Verordnung auf. Natürlich hilft es auch, bestimmte Dinge jeden Tag gleich zu machen – der Mensch ist schließlich ein Gewohnheitstier. Von erfahrenen Patienten stammen die folgenden vier Tipps zur regelmäßigen Medikamenteneinnahme:

- Nehmen Sie Ihre Medikamente jeden Tag zur selben Zeit.

- Verwenden Sie eine Tablettendose mit Fächern für jeden Tag, vielleicht auch für morgens, mittags, abends.
- Nutzen Sie Wecker an Armbanduhr oder Handy.
- Tragen Sie im Kalender ein, wie lange die Medikation reicht, damit Sie rechtzeitig neue Rezepte besorgen können.

Manche dieser Strategien klingen etwas albern. Mir haben schon Patienten gesagt: »Das brauche ich nicht. Ich vergesse nie etwas!« Doch Checklisten, Tablettenboxen und hilfreiche Gewohnheiten sind keine »Krücken« für Vergessliche. Jeder Pilot muss vor dem Abheben seine Checkliste durchgehen, jedes OP-Team nutzt Checklisten für die Sicherheit der Patienten, und auch im Militär sind sie üblich.[4] Da Piloten und Ärzte üblicherweise zum bestausgebildeten Teil der Bevölkerung zählen und dennoch Checklisten brauchen, dürfen wohl auch wir anderen uns getrost auf solche Gedächtnisstützen verlassen.

Neben solchen Tricks gibt es weitere wichtige Faktoren, welche die Häufigkeit und den Erfolg der Medikamenteneinnahme beeinflussen. Das sind zum einen die Kosten, nach denen wir beim Arzt und Apotheker fragen können. Klären Sie die Kostenübernahme der erforderlichen oder wünschenswerten Therapie vorab mit Ihrer Krankenkasse, achten Sie auf die Zuzahlungsgrenzen für den Eigenanteil und sammeln Sie Belege von ärztlich verordneten Medikamenten und Hilfsmitteln für die Steuer. Ärzte und Apotheker können je nach Wirkstoff günstigere Generika empfehlen und uns dabei unterstützen, Prioritäten zu setzen. (Viele Patienten glauben irrigerweise, dass Generika schlechter seien als Markenpräparate; wir neigen auch zu dem Irrglauben, dass neuere, teurere Medikamente besser sind.) Manchmal wissen Ärzte, Apotheker oder das Pflegepersonal auch, wo man Arzneimittel günstiger beziehen kann.[5]

Hinzu kommt, dass jemand, der über die Nebenwirkungen bestimmter Mittel nicht Bescheid weiß, leichter mal Fehler macht. Ich denke da an eine Patientin, die hoch dosierte Steroide erhielt. Irgendwann sollte sie zusätzlich Betablocker gegen eine gewisse Herzproblematik einnehmen. Als sie nun Magenschmerzen entwickelte, setzte sie auf eigene Faust das letzte neue Medikament ab, den Betablocker, obwohl die Magenbeschwerden tatsächlich von den Steroiden herrührten, nicht vom Betablocker.

Wir sollten also mit dem Behandlungsteam zusammenarbeiten und Arzneimittel nicht eigenmächtig absetzen – aber mal ehrlich: Viele Menschen tun dies trotzdem, wenn es ihnen schlecht geht oder der Arzt schwer erreichbar ist.

Die Therapietreue kann bei Paaren zum Reizthema werden. Jeder Mensch hat gewisse Grundüberzeugungen in Bezug auf Medikamente. Solche Auffassungen können in den Erfahrungen wurzeln, die in der Familie weitergereicht werden, oder aber in der Kultur, in der wir aufgewachsen sind. Manche meiner Klienten hegten ein tiefes Misstrauen gegenüber der klassischen westlichen Medizin und wollten unabhängig von den Konsequenzen am liebsten keinerlei Medikamente einnehmen. Andere Patienten wiederum möchten am liebsten gegen jedes Zipperlein ein eigenes Mittel.

Unterschiedliche Grundeinstellungen zu Medikamenten führen häufig zu Reibereien. Die meisten Diskussionen entstehen meiner Erfahrung nach, wenn der Patient Schmerzen hat, wegen der Nebenwirkungen oder der Überzeugung, dass man Schmerzen lieber stark und ungerührt ertragen sollte, jedoch keine Schmerzmittel einnehmen möchte. Der oder die andere muss dann hilflos mit ansehen, wie die geliebte Frau oder der geliebte Mann leidet. Mitunter kommt es zu heftigem Streit, weil der Partner den Eindruck hat, dass der Patient sich nicht helfen lassen will, wohingegen dieser sich missverstanden und gegängelt fühlt. Für derartige Konflikte zur Medikation gibt es kein Patentrezept, aber manchmal hilft die Rücksprache mit Ärzten oder Schwestern, die vielleicht noch andere Lösungen anbieten können, auf die der Patient gar nicht gekommen wäre. Zum Beispiel kann eine niedrigere Schmerzmitteldosis nach einem festen Zeitplan gewisse besonders unangenehme Nebenwirkungen eindämmen, zugleich aber die Schmerzen so weit lindern, dass der Partner auch wieder entspannter reagieren kann.

Schreiben Sie alle Nebenwirkungen auf, um im Ernstfall nicht in Panik zu geraten

Bei einer Krebserkrankung steigt bei den meisten Menschen die Wachsamkeit. Ich selbst bekam im Lauf meiner Behandlungen Aphten, Warzen, Juckreiz, Atemnot, Gürtelrose, Knochenschmerzen, Bauchschmerzen, Übelkeit, Dellen in den Nägeln sowie Schmerzen bei Alkoholgenuss. Mir fielen die Haare, Wimpern und Augenbrauen aus. Die Farbstoffe der Scans färbten meinen Urin blau. (Blauer Urin in der Toilette kann einen am frühen Morgen schlagartig hellwach machen: »Mutiere ich jetzt zum Alien?«) Einmal stellten die Haare auf dem rechten Bein ihr Wachstum ein, die auf der linken Seite hingegen wuchsen fröhlich weiter. Mein Denkvermögen veränderte sich auf jede nur mögliche

Weise. Während einer Blutvergiftung entwickelte ich sogar Verfolgungswahn und Halluzinationen.

Die schlimmsten Symptome durchlitt ich mitten in meiner letzten Behandlungsphase. Eines Morgens erwachte ich mit heftigen Brustschmerzen, die besonders im Bereich der Rippen und der knöchernen Platte über dem Herzen saßen. Ich wusste sofort, was das bedeutete: Der Krebs hatte Knochenmetastasen gebildet. (Morbus Hodgkin ist unheilbar, wenn der Krebs auf die Knochen übergreift.) Erschüttert bemühte ich mich, nicht den Mut zu verlieren, doch das war unmöglich. In diesem Moment beschloss ich, die Therapie abzubrechen. Ich würde heimfahren.

Also überlegte ich, wie ich diese Entscheidung meinem Arzt beibringen würde. Es sollte würdevoll und wie selbstverständlich stattfinden – wie ein Gespräch zwischen zwei erfahrenen Diplomaten, die über das Ende eines Krieges sprachen. Hätte ich ein Schwert gehabt, so hätte ich es ihm feierlich überreicht. Mein Plan bestand darin, die Knochenschmerzen zu beschreiben und dann zu sagen: »Tja, das heißt wohl, dass der Krebs meine Knochen erreicht hat. Ich werde nach Hause fahren und die Behandlung abbrechen. Vielen Dank für alles, was Sie und Ihr Team für uns getan haben. Mir tut es nur leid, dass es nicht so gelaufen ist, wie wir alle es uns erhofft hatten.«

Als ich im Lauf der Woche dann meinen Arzt sah, kam ich nur bis zur Beschreibung der Knochenschmerzen, worauf er bereits mit den Schultern zuckte und sagte: »Oh. Ja, das ist eine häufige Nebenwirkung der Wachstumsfaktoren, die wir Ihnen verabreicht haben.« Er kritzelte etwas auf seinen Verschreibungsblock und blickte dann ungerührt und etwas gelangweilt auf. »Noch etwas?«

Mir verschlug es fast die Sprache.

Bei einer unerwarteten neuen Nebenwirkung fragen wir uns leicht, ob dieses neue Symptom nun den Schlussakt einläutet. »Sterbe ich jetzt? War's das?« Die meisten Menschen halten auch sehr unangenehme Begleiterscheinungen der Behandlung aus, wenn sie wissen, dass sie mit anderen Maßnahmen gelindert werden können oder dass sie vorübergehen. Diese Denkrichtung betrifft insbesondere den Partner oder die Partnerin, die das Symptom oder die Nebenwirkung oft hautnah miterleben. Viele Angehörige leiden still vor sich hin, weil sie befürchten, dass die neue Wirkung ein Vorbote für weit Schlimmeres ist. Wenn beide Partner sich über die Nebenwirkungen im Klaren sind, müssen sie sich nicht unnötig ängstigen.

An dieser Stelle möchte ich noch ein weiteres Problem ansprechen, dessen man sich bewusst werden sollte: Wer die Beipackzettel zu jedem Medikament liest, entdeckt bei den meisten lange Aufzählungen denkbarer Nebenwirkungen. Kein Arzt kann sie alle vorher aufzählen. Zum einen würde es zu viel Zeit kosten, zum anderen entwickeln manche Patienten jede erdenkliche Nebenwirkung, sobald sie davon hören – das Gegenteil des Placebo-Effekts.

Deshalb erklärt man Patienten meist nur die gefährlichsten Nebenwirkungen oder die, bei denen man sich melden sollte: »Wenn Sie Fieber bekommen, also mehr als 37,9 Grad, oder wenn Sie einen Ausschlag bemerken, rufen Sie bitte unter dieser Nummer an.«

Da man uns nicht jede mögliche Nebenwirkung mitteilt, ist das Auftreten unerwarteter Nebenwirkungen praktisch unausweichlich. Zumindest für uns Patienten, denn für Mediziner kommen sie weniger überraschend.

Erkundigen Sie sich ruhig vorab nach etwaigen Nebenwirkungen. Das ist eine wichtige Strategie, und es ist hilfreich, wenn bei solchen Gesprächen beide Partner anwesend sind. Als Patient fällt es einem häufig nicht leicht, sich alles Gesagte zu merken (zumal manche gebräuchlichen Medikamente das Gedächtnis beeinträchtigen). Bei aufkeimender Panik angesichts von unerwarteten Nebenwirkungen hilft es sehr, wenn man vom anderen hört: »Ach, der Arzt hat doch gesagt, dass du X, Y oder Z bekommen könntest, weißt du noch?«

Ich gebe Ihnen den dringenden Rat, bei neuen unerwünschten Wirkungen nicht in Panik zu verfallen. Schreiben Sie auf, was los ist, und fragen Sie den Arzt oder die Schwestern bei nächster Gelegenheit, woran das liegen könnte. Für die meisten der verrückten Vorgänge, die während der Behandlung im Körper ablaufen, gibt es logische und gut nachvollziehbare Erklärungen.

4. Stimmungsschwankungen, Frust und Depression

Sehen wir den Tatsachen ins Auge: Eine Krebserkrankung stürzt die Betroffenen und ihre Angehörigen in ein emotionales Wechselbad, das die Beziehungen beeinträchtigen kann. Es ist zutiefst erschütternd, wenn wir mit ansehen müssen, wie der geliebte Mensch zunehmend die Fassung verliert. In diesem Kapitel werden bestimmte psychische Reaktionen angesprochen, die ich bei Paaren unter übermäßigem Stress besonders häufig beobachte.

Zuerst konzentrieren wir uns darauf, wie man die Zeit in kleinere Etappen einteilen kann, um die Herausforderungen besser zu bewältigen. Danach wende ich mich einer verbreiteten Bewältigungsstrategie zu, die viele aufgrund des Bedürfnisses nach Selbstschutz einsetzen – sie gehen vom Schlimmsten aus und überlegen, wie sie darauf reagieren sollten. Warum dies nicht unbedingt zielführend ist, werde ich im Folgenden erklären.

Ärger, Stimmungsschwankungen und die Ängste der Angehörigen und Depressionen werden einzeln abgehandelt, weil sie unterschiedliche Handlungsansätze erfordern.

Danach wenden wir uns einem echten Knackpunkt zu. Das strittigste Thema bei Paaren, die eine Krebserkrankung bewältigen müssen, ist nämlich der Optimismus. In einem solchen Szenario hält der eine Partner sich für optimistisch, während der andere sich als »Realist« bezeichnet. Keiner von beiden hält den anderen für vernünftig. Zu diesem Thema werde ich Forschungsergebnisse heranziehen, und anschließend gebe ich Anregungen, wie man einen solchen schmerzlichen und überflüssigen Konflikt beilegen beziehungsweise vermeiden kann.

Abschließend geht es um die Frage, wie man mit der eigenen Grundstimmung umgehen sollte. Normalerweise möchten wir unsere Stimmungslage verändern, wenn wir niedergeschlagen oder aufgewühlt sind. Ich erläutere bestimmte Entscheidungen, die wir in derartigen Situationen häufig treffen, die jedoch mitunter auch destruktiv sein können. Außerdem spreche ich das »Stillschweigeabkommen« an. Krebs kann uns dazu verleiten, nicht mehr anzusprechen, was uns zu schaffen macht, weil wir »den Kranken nicht unnötig belasten« wollen.

Konzentrieren Sie sich nur auf das, was jetzt und heute ansteht

Wir versuchen, uns zu beschäftigen.
Barbara Janzen

Was jetzt auf den Kranken einstürmt, ist wie eine Sturzflut: »Wie werde ich die vier Monate Chemotherapie vertragen? Was ist mit der Operation? Was macht die Hormontherapie mit meinem Körper? Was ist mit der vielen Strahlung? Wie soll ich den Haushalt am Laufen halten und gleichzeitig die Bestrahlungen schaffen? Aaaahhhhh!«

Und dem gesunden Partner ergeht es ebenso.

Eines ist wahr: Wenn Sie die komplette Schlacht gegen den

Krebs an nur einem Tag ausfechten müssten, würde Ihnen der Kopf platzen. Zum Glück haben Sie mehr Zeit. Der Vorteil an einem Plan ist, dass man eben nicht alles an einem Tag schaffen muss. Wenn Sie sich also wieder einmal vom Masterplan überwältigt fühlen, konzentrieren Sie sich am besten auf das, was *heute* ansteht. Wenn selbst das zu viel ist, nehmen Sie die nächste Stunde oder auch nur die nächsten zehn Minuten.

Während meiner Collegezeit habe ich ehrenamtlich im größten Hochsicherheitsgefängnis von New York State mitgearbeitet. Ich half in einem Bereich, in dem die Insassen auf ihre Entlassung vorbereitet wurden und den Umgang mit freien Menschen übten. Ob meine Arbeit tatsächlich nützlich war, weiß ich nicht, aber ich habe dabei eine ganze Menge über Gefängnisse gelernt, insbesondere, wie Häftlinge mit Schwierigkeiten fertigwerden. Mich überraschte beispielsweise, dass so viele Gefangene Armbanduhren trugen. Ich dachte, wenn ich einen Großteil meines Lebens im Gefängnis säße, würde ich nicht zusehen wollen, wie langsam die Zeit verrinnt. Ein älterer Häftling erklärte mir jedoch: »Man kann nicht ständig den ganzen langen Weg im Blick haben. Das Ziel ist vielmehr, die nächste Etappe hinter sich zu bringen. Manchmal sind das bloß zehn Minuten. Die misst man. Und so merkt man, dass man vorankommt.«

Bei meiner Knochenmarktransplantation war diese Einsicht ungeheuer hilfreich. Als die massiven Nebenwirkungen der Transplantation über mich hereinbrachen und ich mir nicht vorstellen konnte, monatelang zu leiden, erinnerte ich mich an die Worte dieses Gefangenen. Den Tag in kleinere Einheiten aufzuteilen war meine Rettung. So dachte ich nicht mehr an die Übelkeit und die Schwäche, die mir am nächsten Tag bevorstehen würden, sondern konnte im Heute bleiben.

Wenn unsere Partner in diesen Teufelskreis hineingeraten und sich wegen der langfristigen Perspektiven ängstigen, können wir sie ins Jetzt zurückholen, zu dem, was aktuell zu tun ist. Wir können sie dabei unterstützen, in kleineren Schritten zu denken, indem wir fragen: »Was musst du gerade als Nächstes machen?«, »Was kann ich jetzt tun, damit es dir etwas besser geht?«, oder: »Womit kann ich dich gerade ablenken?«

Menschen, die (wie ich) gern auf alle Eventualitäten vorbereitet sind, kann das schwerfallen. So jemand bringt am liebsten alles Nötige in Erfahrung, damit er in der entsprechenden Situation wie ein Profisportler reagieren kann. Doch bei Krebs kommen die Herausforderungen schrittweise und in ihrem eigenen Tempo. Wir müssen geduldig sein und uns auf genau das konzentrieren, was aktuell zu bewältigen ist.

Den Umgang mit schlechten Nachrichten einzuüben schützt nicht vor dem Ernstfall

Sorgen helfen kein bisschen weiter. Ich habe in der Gesundungsphase viel Zeit verloren – obwohl ich körperlich durchaus zu Dingen in der Lage war, die ich sehr gerne tue. Ich habe sie zwar getan, aber ich hätte sie lieber genießen sollen, anstatt mir Sorgen zu machen.

Deborah Kennedy

Dieser Abschnitt ist für alle leidenschaftlichen Schwarzseher (wer dazugehört, erkennt sich wieder). Malen Sie sich an der roten Ampel, vor dem Tiefkühlregal oder unter der Dusche aus, wie Ihr Arzt sich über den Bart streicht oder Ihre Ärztin verlegen die Hände in den Kittel schiebt? Und wie man Ihnen erklärt, dass leider unübersehbare Hinweise auf einen Rückfall vorliegen: »Es tut mir sehr leid, dass ich Ihnen keine bessere Nachricht bringen kann.« Wenn ja, dann sollten Sie weiterlesen.

Es ist ganz natürlich, dass wir die Erfahrung einer schlechten Diagnose kein zweites Mal machen wollen. Die böse Überraschung. Das unwirkliche Gefühl, »dass dies alles nicht real ist«, welches sich als die schreckliche Wahrheit entpuppt. Danach üben wir den Umgang mit all den potenziellen schlechten Nachrichten aus reinem Selbstschutz, nur damit wir nie wieder eine so furchtbare Überraschung erleben müssen.

Diese Denkweise ist allerdings nicht unproblematisch. Viele der schlimmen Dinge, auf die wir uns einstellen, werden niemals eintreffen. Doch der Körper vernimmt unseren inneren Monolog und reagiert, als wäre die schlechte Nachricht schon Realität. Das Gehirn setzt eine Stressreaktion in Gang, die über eine neuroendokrine Impulskette innerhalb von Sekunden die Nebennieren aktiviert, welche Stresshormone wie Cortisol, Endorphine und Epinephrin ausschütten. Daraufhin stellt der Stoffwechsel reichlich Glukose, Proteine, Fette und Sauerstoff bereit, um eine rasche Energieversorgung zu gewährleisten. Der Puls zieht an, die Atmung wird schneller, die Pupillen erweitern sich, Speichelerzeugung und Verdauung kommen zum Stillstand, die Blasenspannung lässt nach, und wir sind – zumindest für kurze Zeit – hellwach und reaktionsbereit. Dieses Vollbild der Kampf-oder-Flucht-Reaktion ist perfekt dafür geeignet, mit einem Raubtier fertigzuwerden, aber ziemlich unpraktisch, wenn wir im Stau stehen, unser Mittagessen verdauen oder uns gerade ein Schläfchen gönnen möchten.

Es ist nicht nur körperlich unangenehm und schlecht für Herz und Verdauung, sondern (und das ist die bittere Wahrheit) *es hilft nichts.* Wir können den Ernstfall proben, soviel wir wollen: Nichts kann uns tatsächlich auf das schreckliche Gefühl vorbereiten, das uns befällt, wenn wir einen Rückfall haben oder wenn wir erfahren, dass eine Behandlung nicht angeschlagen hat. *Nichts kann uns dafür rüsten.* Keine Generalprobe der Welt kann uns vor der furchtbaren Enttäuschung dieser überwältigend schlechten Nachricht bewahren. Das sage ich Ihnen aus Erfahrung.

Wozu also das Ganze?

Wer den Umgang mit schlechten Nachrichten übt, belastet nicht nur sich selbst, sondern auch die Beziehung. Wir reagieren empfindlich gegenüber dem Partner. Allerdings hat Ihr Mann oder Ihre Frau in der Regel keine Ahnung, dass Sie insgeheim alle erdenklichen Katastrophenszenarien durchspielen. Der andere denkt vielleicht an etwas ganz Normales, zum Beispiel das Abendessen, während wir uns den Urknall ausmalen. Darunter leidet naturgemäß die Konversation beim Essen. Zudem kann so etwas zu Trotzreaktionen führen: »Wie kannst du überlegen, wie man die Eismaschine repariert, während ich über meinen Tod nachdenke?«

Menschen, die sich innerlich auf das Schlimmste gefasst machen, entwickeln mitunter auch andere ungesunde Verhaltensweisen wie übermäßig essen, trinken oder Frustkäufe (meine Lieblingsreaktion!). Eine meiner Patientinnen surfte in Internetshops, während sie mit ihren düstersten Ängsten beschäftigt war. Dabei erstand sie ein paar ziemlich absurde, teure Dinge.

Mit Konzentration und Training kann man sich von der Schwarzmalerei lösen. Die Betroffenen sind dabei häufig in einem tranceartigen Zustand, in dem ihnen ihr Tun zunächst gar nicht richtig bewusst ist. Manchmal hilft es, unserem Partner zu sagen, dass wir uns gerade schlimme Nachrichten ausmalen. Vielleicht kann er dazu beitragen, uns abzulenken, zum Beispiel mit einem Kinobesuch, gemeinsamem Sport oder Unternehmungen mit anderen.

Aus Erzählungen von Patienten weiß ich, dass man das gedankliche Ausmalen von Schreckensszenarien mit etwas Übung abbrechen kann, indem man zunächst erkennt, dass sie mental gerade ablaufen, und sich dann bewusst ablenkt oder die bestmöglichen Optionen durchgeht.

Tatsächlich wissen wir nicht, was die Zukunft für uns bereithält. Aber wir können die Gegenwart ruinieren, indem wir unsere Zeit mit Schwarzmalerei verschwenden.

Als Kranker reagiert man mitunter launisch und unberechenbar – halten Sie Ihren Frust im Zaum

In lebhafter Erinnerung ist mir ein Freitagabend während meiner Therapie, an dem ich erwähnte, dass ich am Samstagmorgen aufstehen und zum Sport gehen wollte. Mein Mann fragte mich, ob ich sicher wäre, dass das eine gute Idee sei. Ich wurde so wütend, weil er an mir zweifelte. Dachte er etwa, es ginge mir nicht gut genug für mein Training? Wie konnte er sich anmaßen, meine Entscheidungen zu hinterfragen? Er war schließlich kein Arzt.
Als ich dann daran dachte, dass er mich nicht zu meinen Arztterminen begleitet hatte und sonst wüsste, dass mein Arzt gegen Sport nichts einzuwenden hatte, wurde ich fuchsteufelswild. Dann kam der Samstag, und es ging mir nicht gut genug, um

Sport zu treiben. Als er mich fragte, ob ich nicht ins Studio wollte, regte ich mich wieder auf: Er hätte überhaupt keine Ahnung von mir und meiner Krankheit und wüsste gar nicht, wie krank ich wäre. Unsere Kommunikation an diesen zwei Tagen war extrem widersprüchlich, und keiner von uns (am allerwenigsten ich) hat sich dabei sehr rühmlich geschlagen.

Elissa Bantug

Wir kriegen alle Chemo-PMS.

Tyson Rudd

Das folgende Szenario habe ich schon häufig erlebt: Wenn wir uns vom Leben betrogen fühlen, gehen wir mitunter auf unsere Liebsten los. Das ist gar nicht so unlogisch, denn bisher waren sie tatsächlich häufig schuldig im Sinne der Anklage! Wenn ich nach einem langen Tag heimkomme und jemand die Suppe gegessen hat, die ich extra aufgehoben hatte, war dieser Jemand höchstwahrscheinlich Terry. Und wenn weniger auf unserem Konto ist, als ich dachte, war es auch sie. Wenn auf dem Boden die Arbeitshosen und das dreckige Hemd herumfliegen, die ich dort vergessen habe (und die Krawatte und die Schuhe), war ich das. Schuldig, Euer Ehren!

Wenn uns jedoch der Krebs um unser Glück betrügt, benehmen wir uns manchmal, als ob der Partner sich alle Suppe der Welt einverleibt, die Wäsche auf dem Boden verstreut *und* das Bankkonto geplündert hätte. Alles auf einmal!

Viele meiner Patienten erzählen, wie wütend sie teilweise auf ihren Mann oder ihre Frau sind, häufig aus Anlässen, die sie vor der Diagnose mit einem ergebenen Seufzer hingenommen hätten.

Frustration oder Traurigkeit können auf einer Fülle von biologischen Veränderungen beruhen. Wechseljahre und Menopause, das Absetzen von Steroiden, starke Erschöpfung, Schmerzen und allgemeines Unwohlsein können derartige Gefühle verstärken.

Zum Thema Ärger möchte ich Ihnen eines ans Herz legen: Wenn wir Angst oder andere Emotionen zeigen, geht es uns normalerweise besser. Für Ärger gilt dies nicht. Ärger nährt sich wie Feuer von Sauerstoff. Ihm Luft zu machen facht ihn häufig an, anstatt ihn verpuffen zu lassen. In derartigen Momenten sollten wir uns in Erinnerung rufen, dass der Ehepartner gerade ähnlich hilflos ist wie wir. Eine Krebserkrankung ist für alle Beteiligten schlimm.

Selbst bei besten Absichten und wenn wir glauben, wir hätten die besseren Argumente, verschwenden wir häufig mehr Energie auf unsere Streitereien, als sie wert sind. Als ich krank war, stritt ich einmal mit Terry über meine Angewohnheit, beim Einkaufen eher weit weg vom Eingang zu parken. Sie hatte nur erwähnt, dass es auch nähere Parkplätze gäbe, doch ich verfiel in eine Schimpftirade, deren Schärfe mich irgendwann selbst überraschte. Wer uns zugehört hätte, hätte geglaubt, sie hätte damit gedroht, unsere Kinder zu schlagen.

Mein Rat für alle Betroffenen: Ärger hat einen Anfang, eine Mitte und ein Ende. Bei ausreichend Zeit verraucht er auch wieder. Steigern Sie sich nicht hinein, sondern nehmen Sie Lautstärke, Wut und Luft raus. Notfalls ersticken Sie den Ärger gewaltsam, bis der Impuls verraucht ist. Das geschieht von selbst! Lassen Sie Ihren Zorn nicht am Partner oder an der Familie aus. Der Krebs ist nicht ihre Schuld. Sie sind mitbetroffen. Es geht mir keineswegs darum, Wichtiges unter den Teppich zu kehren. Sprechen Sie solche Dinge jedoch lieber in einem ruhigen Moment an.

Es gibt gute Gründe, unseren Ärger im Zaum zu halten. Immerhin beeinträchtigen Auseinandersetzungen mit dem Partner die eigene Gesundheit. Zwei (miteinander verheiratete) Forscher an der Ohio State University haben näher untersucht, was ein Ehekrach im Körper anrichtet. Der Immunologe Ronald Glaser und die Psychologin Janice Kiecolt-Glaser haben hierzu Experimente durchgeführt: Sie luden ein Paar ins Labor ein, wo sie einem Arm mit einer Saugglocke mehrere Blasen zufügten (ja, die Probanden wurden angemessen entschädigt!). Dann baten sie die beiden um ein unterstützendes Gespräch. An einem anderen Tag wurden ebenfalls Blasen hervorgerufen, aber man forderte das Paar auf, über ein Thema zu sprechen, das zwischen den beiden häufig zu Auseinandersetzungen führte.

Die Ergebnisse waren eindrucksvoll. An den Tagen, an denen die Paare miteinander stritten, dauerte die Heilung der Blasen einen vollen Tag länger. Wenn sie besonders feindselig reagierten, währte die Heilung sogar zwei Tage länger![1] Insgesamt zeigte sich, dass die Heilungsrate bei insgesamt feindseligeren Paaren um 60 Prozent langsamer war als bei weniger feindseligen.

Der Neurowissenschaftler und Psychologe Jim Coan führte an der Universität Virginia eine andere Studie durch. Hierfür rekrutierte er glücklich verheiratete Frauen, die in einen Gehirnscan einwilligten, während sie durch einen Schock bedroht wurden. Einige Frauen hielten dabei die Hand eines Fremden, andere die ihres Mannes. Die Frauen, denen der eigene Mann zur Seite stand, zeigten dieselbe Beruhigungsreaktion im rechten vorderen Inselbereich, dem Gyrus frontalis superior und dem Hypothalamus, wie wir sie normalerweise bei Patienten nach Opiateinnahme sehen (also unter starken Schmerzmitteln). Das Gehirn stufte den Schock offenbar umso weniger als Bedrohung ein, je besser die Ehe war.[2]

Schalten Sie also einen Gang herunter. Beruhigen Sie sich. Und reichen Sie einander die Hand, wenn etwas gefährlich erscheint.

Krebstherapien können heftige Stimmungsschwankungen auslösen – das sollte man nicht persönlich nehmen

Manchmal weinte sie, und ich dachte, das wäre meinetwegen, bis wir miteinander redeten und ich wusste, was los war. Am Anfang dachte ich immer nur »Was habe ich jetzt schon wieder falsch gemacht?« oder so.

Ray Labonte

Es kommt vor, dass sich einer von uns richtig aufregt und herumschreit. Sie lässt so etwas einfach raus.

Richard Kelley

Eine Krebserkrankung löst bei vielen Menschen starke Stimmungsschwankungen aus. Der Krebs macht uns Angst, und auf diese Verletzlichkeit reagieren wir mit den unterschiedlichsten Emotionen. Wir werden reizbar, ängstlich, wutend, traurig oder empfinden ein wildes Gefühlsgemisch. Selbst der Versuch, *nicht* an den Krebs zu denken, wirkt bei vielen wie eine Lupe, die normale Gefühle übermäßig wichtig erscheinen lässt und die kleinen Zumutungen des Lebens aufbläht.

Viele Patienten beschrieben mir, dass sie aus eher nichtigen Anlässen explodierten. So erzählte eine Patientin von einem Ereignis einen Monat nach ihrer Diagnose. Sie wollte ausgehen, und bevor sie ging, versteckte sie ihre Handtasche in der Waschmaschine, weil ein Familienmitglied sie vor einem möglichen Einbruch gewarnt hatte. Der Tag ging folgendermaßen weiter:

Dann fuhr mein Mann mich nach Hause und sagte: »Ich habe kaum noch Unterwäsche.« Also warf ich die Wäsche in die Maschine, gab das Waschmittel dazu und stellte sie an. Plötzlich hörte ich seltsame Geräusche … Ich öffnete die Waschmaschine und entdeckte meine Handtasche. Der Riemen hatte sich völlig verwickelt, und alles war, ach, Sie wissen schon. Ich knallte nur den Deckel wieder zu und heulte los. Ich stand einfach da und heulte hemmungslos.

Manche Krebsarten beeinflussen unsere Gefühlswelt auch, indem sie die Hormonregulierung stören oder die Neurotransmitter beeinflussen, jene kleinen Botenstoffe zwischen den größeren Hirnstrukturen. Die Behandlungen können ebenfalls die Stimmungslage dämpfen. Die operative Entfernung eines Schilddrüsenkarzinoms kann eine Schilddrüsenunterfunktion auslösen, was wiederum träge und depressiv machen kann. Östrogenhemmer gegen östrogensensitiven Brustkrebs können die Menopause einsetzen lassen, was ebenfalls die Gefühle durcheinanderwirbelt.

Die Psychologin Barbara Andersen von der Ohio State University, die zum Thema Krebs forscht, konnte nachweisen, dass eine Krebserkrankung häufig Einfluss auf die Stresshormone Cortisol, Epinephrin, Norepinephrin und ACTH hat, die unmittelbar mit Schmerzempfinden, Müdigkeit und Depressionen verknüpft sind.[3] Das heißt, Körper und Geist gehören zu ein und demselben System. Wenn der eine Teil unter Druck gerät, hat dies eine biologische Wirkung auf den anderen. Auch viele Chemotherapeutika können sich auf die Stimmung auswirken. Das in der Onkologie häufig eingesetzte Prednison kann beim Absetzen schreckliche Angst und Depressionen hervorrufen, bis unsere Nebennieren wieder ausreichend reagieren.

Natürlich hatte jeder auch ein Leben vor dem Krebs. Depressionen oder Angststörungen in der Anamnese sind ein wichtiger Risikofaktor für psychische Probleme bei Krebs.

Paare, die schon viele Jahre miteinander verbracht haben, verstehen vieles am anderen auch ohne Worte. Deshalb geben wir bei unangenehmen Gefühlen gern dem anderen die Schuld. Umgekehrt ist es ganz normal, dass Mann oder Frau sich fragen, warum der oder die andere sich gerade über sie aufregt. Manche Männer merkten mir gegenüber an, dass sie sich häufig fragten, womit sie ihre Frau so geärgert hätten, wenn diese traurig, verärgert oder gereizt war. Sie fühlten sich auch dafür verantwortlich, die Sache in Ordnung zu bringen, was auch immer es sein mochte. Dummerweise machen solche Versuche es häufig noch schlimmer, weil die Patientin sich dann gänzlich unverstanden fühlt.

Bob N. berichtete mir, wie er mit seiner kranken Frau einmal eine Fahrt ins Blaue unternahm, um sie abzulenken:

Alles war perfekt. Und kaum sind wir wieder zu Hause und sie steht in der Küche, da bricht sie heulend zusammen. Ich sage: »Was ist denn los? Wir hatten einen wunderbaren Tag«, und ich dachte, wir hätten sie erfolgreich auf andere Gedanken gebracht. Natürlich kann ich das nicht. Sie denkt ja die ganze Zeit an nichts anderes. Und sie sagt: »Es war so ein toller Tag. Alles war so schön. Es war so wunderhübsch da oben, der beste Zeitpunkt im ganzen Jahr, und jetzt frage ich mich, ob ich das wohl gerade zum letzten Mal gesehen habe.«

Bob war am Boden zerstört. Auch wenn ihm später klar wurde, dass es nicht seine Schuld war, machte er sich in diesem Moment Vorwürfe, ihr derartige Gedanken in den Kopf gesetzt zu haben.

Wenn ich solche Reaktionen bei den Paaren entdecke, die mich als Therapeuten hinzuziehen, rate ich ihnen Folgendes: Stellen Sie sich vor, Sie säßen allein auf einer kleinen Rettungsinsel, umgeben von einem Schwarm Riesenhaie mit diesen gefühllosen, kalten Augen und reihenweise scharfen Zähnen. Sie hätten Todesangst. Und am Telefon wäre Ihr Partner und würde fragen: »Warum bist du denn die ganze Zeit so sauer? Was habe ich falsch gemacht?«

Wir Krebspatienten tragen solche Haie innerlich mit uns herum. Sie überfallen uns beim Einkaufen und auf herrlichen Ausflügen, und unser Partner hat keine Schuld daran. Wir wollen uns wirklich gern ablenken lassen, aber mehr als eine gewisse Ablenkung ist unrealistisch. Und manchmal reagieren wir wütend, traurig und verwirrt, doch auch für diese Gefühle kann der andere nichts. Sie sind einfach da.

Wenn Sie sagen »Ich habe auch Angst«, bricht die Welt nicht zusammen – aber nicht zu oft, sonst raubt es allen den Mut

Ich glaube, viele Partner haben Angst davor, ihre Gefühle zu zeigen, weil sie es als selbstsüchtig einstufen würden, während ihr Mann oder ihre Frau gerade ausgerechnet mit Krebs kämpft. Ich wünschte, er hätte mit mir über seine Angst vor dem Sterben geredet oder davor, keine Kinder mehr zeugen zu können.

Elissa Bantug

Einmal brach er im Hof zusammen. Er lag einfach da und weinte, und so etwas erwartet man von seinem Mann einfach nicht.

Barbara Janzen

Terry und ich sitzen im Auto. Die Kinder schlafen auf dem Rücksitz. Auf der Flucht vor dem Wüstensommer haben wir uns gerade in einem Wasserpark in Phoenix abgekühlt. Sie fühlte sich zu dem Ausflug in der Lage, und ich glaube, wir wollten uns beide unbedingt mal wieder normal vorkommen ... was auch immer das ist. Die Chemotherapie steht ihr noch bevor, aber zwischen der Operation und dem Beginn der Chemo hat man ihr vier Wochen Rekonvaleszenz zugebilligt.

Unterwegs hatten wir bereits über den ökologischen Unsinn eines Wasserparks mitten in der Wüste gestritten, der über ein rasch verdunstendes Wellenbecken, einen träge dahinfließenden Fluss, Wasserrutschen, Spritzfrösche, Kaninchen und Bäume verfügt. Dennoch fuhren wir weiter und hinterließen einen fetten ökologischen Fußabdruck, indem wir unsere Kinder auf der Route 10 nach Phoenix transportierten. Jetzt auf der Rückfahrt haben alle eine ordentliche Portion Sonne abbekommen und dösen vor sich hin.

»Du bist so still«, stellt Terry fest. Sie blickt aus dem Fenster. »Worüber denkst du nach?«, fragt sie. Ich zögere eine Sekunde zu lange.

»Nichts.«

»Nichts?«

»Angeblich soll es in meiner Abteilung wieder Stellenkürzungen geben«, gebe ich preis.

»Oh«, sagt sie. »Mist. Wen wird das treffen?«

»Die behandelnden Ärzte«, sage ich.

»Hmmm«, macht sie.

Das hätte reichen sollen, aber sie kennt mich zu gut. Sie weiß, dass mich etwas anderes beschäftigt, und während sie weiter aus dem Fenster blickt, höre ich die Enttäuschung in ihrer Stimme.

»Und daran dachtest du gerade?«

»Mhm.«

Nein!, möchte ich am liebsten schreien. *Natürlich nicht.*

Nach Terrys Diagnose wusste ich nicht, wie viel ich ihr sagen sollte. Ich hatte ihr immer alles anvertraut, was ich auf dem Herzen hatte. Jetzt aber, wo ich mich mit dem herumquäle, was kommen könnte, erschien mir das überaus unpassend. Wenn sie nicht da war oder wenn ich einen entsprechend emotionalen Film sah, weinte ich im Dunkeln praktisch hemmungslos. In ihrer Gegenwart jedoch sprach ich nicht mehr über meine wahren Gefühle.

Die Fachliteratur bestätigte mir, dass ich mit dieser Reaktionsweise nicht allein war. Verhaltensforscher von der Seattle Cancer

Care Alliance verglichen die Sprache und die nonverbalen Signale der gesunden Ehepartner allein oder in Gesellschaft des kranken Partners. Sie stellen fest, dass die Gesunden allein häufig offen über die Probleme der Krebserkrankung sprachen. Ihre nonverbalen Signale waren negativ und passten zu dem, was sie sagten. Wenn jedoch der kranke Partner dabei war, drückten sie sich positiv aus, auch wenn es ihnen schlecht ging oder wenn sie Angst hatten. Das heißt, sie verbargen regelmäßig ihre wahren Gefühle.[4]

Das ist vollkommen verständlich. Wer will den anderen schon entmutigen? Allerdings kann diese »Falschheit« auch einen Keil zwischen die Partner treiben. Wie lange können wir etwas gemeinsam durchstehen, wenn einer von uns so tut, als wäre alles in Ordnung, und »nach vorne blickt«, ganz gleich, über welchen Befund wir gerade stolpern?

Andererseits gibt es in jeder Beziehung ein bisschen Geheimniskrämerei. Und wir belügen den anderen regelmäßig. Das »Ach was, du siehst toll aus, lass uns gehen«, wenn die Babysitterin endlich da ist und wir spät dran sind und meine Frau das Kleid trägt, das angeblich schlank macht, obwohl sie darin aussieht, als hätte sie eine Ziege verschluckt. Genau wie: »Ist doch egal, wie teuer der Mantel war, auch wenn du schon einen hast, der praktisch genauso aussieht und den du auch nie trägst, obwohl er noch passt und dir super steht.« Und vielleicht noch andere Dinge. Das, wo wir nicht zueinander passen, was wir jedoch für uns behalten.

Ihre Krebserkrankung kam mir jedoch so vor wie die Anfahrt auf einer Achterbahn, wenn man die erste hohe Steigung hinauffährt. Der eine zittert wie Espenlaub, und der andere – ich natürlich – tut so, als würde er über Stellenabbau bei der Arbeit nachdenken.

Anstatt also zu sagen, was in mir vorging, verstummte ich häufig. Man ist unterwegs, sie sagt: »Du bist so still«, und ich sage eben nicht, dass ich mir über ihre Blutwerte Gedanken mache oder darüber, dass die Muskeln im Bereich ihrer Implantate unter der Strahlung leiden würden, oder dass ich am Ende mit den beiden kleinen Mädchen allein wäre. Stattdessen sagte ich lieber gar nichts. Oder ich erfand etwas, woran sie vielleicht Interesse hätte – ein neues Kochrezept, das wir ausprobieren könnten, ein Football-Spiel am College oder eine Show, die ihr gefallen könnte. Sie hingegen reagierte sanft, als hätte sie mich erwischt. Meine Ausflüchte interessierten sie nicht, denn sie fragte sich, was wirklich in mir vorging.

Da ich mich zu einem echten Experten in Sachen Schweigen entwickelte, dachte sie manchmal, ich würde überhaupt nie über Brustkrebs nachdenken. Offenbar war für mich selbstverständlich, wie gut sie damit fertigwurde und wie stark sie war. Also fing sie an, entsprechende Kommentare in unsere Gespräche einzuflechten: »Tja, ich war nicht in der Reinigung. Ich muss mich ja nach der Operation erst mal richtig erholen, auch wenn du darüber nicht so viel nachdenkst.« Dabei standen mir ihre Operationen und die anstehende Chemotherapie so grell vor den Augen, dass ich kaum noch etwas anderes wahrnehmen konnte und davon wie geblendet war. Ich konnte nicht einmal kontern: »Natürlich denke ich über den Krebs nach – ich denke an nichts anderes mehr.« Sonst wäre es ihr schließlich noch schlechter gegangen.

Vielleicht hatte ich auch Angst, diese Kiste vor ihr aufzumachen, weil so viel dabei zum Vorschein kommen könnte. Ich wäre zu nichts mehr in der Lage, müsste mich ins Bett packen und könnte nicht mehr arbeiten. Irgendwann begann ich, witzige

Anekdoten abzuspeichern, damit ich im Zweifelsfall jederzeit etwas zu erzählen hätte. Etwas anderes, als dass unser Universum sich gefährlich nach links geneigt hatte und ich mit blutigen Fingern nach den Rettungswesten suchte.

Zu diesem Thema habe ich von betroffenen Paaren widersprüchliche Tipps erhalten. Das liegt vermutlich daran, dass die Wahrheit für die meisten Menschen eine komplexe Mischung ist. Manche Erkrankte möchten, dass ihre Partner normal und glücklich leben und schwierige Themen gar nicht anschneiden. Das ist allerdings eine Minderheit. Einige Patientinnen (wirklich mehrheitlich Frauen) zollten ihren Männern das Kompliment, »wie ein Fels« zu sein.

Andere wiederum sehnten sich nach mehr Nähe, Offenheit und Ehrlichkeit. Sie wünschten sich, dass ihre Lebensgefährten eigene Ängste zugaben und sie nicht vor den ganz normalen Fallstricken des Alltags abschirmten.

Nachdem ich beide Seiten persönlich erlebt habe, weiß ich: Wenn jemand krank und empfindlich ist, verwechselt er die stoische Reaktion des Geliebten leicht mit mangelndem Mitgefühl. Wir müssen wissen, dass jemand uns so sehr liebt, dass er oder sie Angst um uns hat.

Andererseits muss der Patient auch sicher sein, dass wir jetzt und in Zukunft funktionieren. Als Terry krank wurde, merkte ich, dass sie einen starken, fähigen Mann brauchte. Sie wusste, dass ich verzweifelt war, aber sie brauchte die Gewissheit, dass ich in der Lage wäre, ihr zu helfen und den Haushalt zu schmeißen, ganz gleich, was kommen würde.

Für uns war es ein Eiertanz zwischen diesen beiden Polen.

Einerseits musste ich Terry sagen, welche Angst ich hatte. Andererseits sollte ich stark sein.

Wir können tatsächlich beides, sogar gleichzeitig. Und unsere Befürchtungen auszusprechen bedeutet nicht, dass diese Szenarien dadurch leichter eintreten. Zumal es uns einander näherbringt.

Suchen Sie also nach dem goldenen Mittelweg zwischen Ehrlichkeit und Verlässlichkeit, mit dem Sie den anderen aufbauen, anstatt ihn herunterzuziehen.

Wenn einer von Ihnen Depressionen entwickelt, lassen Sie diese behandeln!

In der ersten Junihälfte war ich furchtbar deprimiert, und meine Frau hat den Arzt darauf angesprochen. Ich war wirklich überhaupt nicht mehr ich selbst. Mein Vater hatte Depressionen, er war manisch-depressiv. So etwas hatte ich als Kind teilweise mitbekommen und mir geschworen, dass mir das nicht passieren würde. Ich sage Ihnen, man hat keine Kontrolle darüber. Es kommt. Es ist ein Angriff aus dem Hinterhalt. Es war ein echter Kampf.

David Milson

Der Krankheitsverlauf bei Krebs ist für jeden eine immer wiederkehrende Herausforderung. Längere Zeiträume jedoch, in denen man ganz im Dunkel versinkt, entsprechen der Definition einer Depression. Hier kann eine Behandlung häufig Linderung bringen. Depressionen sind bei Patienten normal und betreffen unabhängig vom Zeitpunkt durchschnittlich 15 bis 30 Prozent der Erkrankten[5] (gegenüber der Normalbevölkerung ist das eine Erhöhung um das Fünffache). Was einem meist weniger bewusst ist: Dies gilt in gleichem Maße auch für die Lebensgefährten der Patienten. Erschwerend kommt hinzu, dass bei Angehörigen viel seltener eine Diagnose gestellt wird und sie weniger häufig um Hilfe bitten. Einer Studie zufolge wurden 58 Prozent der depressiven Patienten gezielt behandelt, während die Partner nur in 34 Prozent der Fälle eine Behandlung erhielten. Nur ein Drittel von Letzteren findet also Beistand.[6]

Sehen wir uns diesen Punkt einmal näher an: Es gibt zahlreiche Gründe, weshalb der Mann oder die Frau eines Patienten keine Hilfe erhält. Viele Partner achten in einer solchen Situation nicht mehr auf ihr eigenes leibliches und seelisches Wohl. Sie sagen sich beispielsweise: »Ich muss mich jetzt auf ihn konzentrieren.« Oder: »Natürlich bin ich traurig, das wäre ja wohl jeder.« Solche Aussagen enthalten durchaus einen wahren Kern, sind aber auch Ausreden, um keine Hilfe in Anspruch nehmen zu müssen. Im Sog der zusätzlichen Aufgaben – Medikamente abholen, das Essen auf den Tisch bringen und im Job funktionieren – verliert die Selbstfürsorge an Bedeutung.

In meinem Arbeitsbereich erinnern wir Patienten und ihre Partner gern an den typischen Hinweis des Bordpersonals in Bezug auf die Kinder: »Wenn die Sauerstoffmasken von der Decke fallen, setzen Sie erst Ihre eigene Maske auf. Danach helfen Sie Kindern und Mitreisenden.«

Falls Sie oder Ihr Partner von Depressionen betroffen sind, rate ich Ihnen dringend, sich Hilfe zu holen. Sowohl Therapieangebote (Einzel-, Gruppen-, Paar- oder Familientherapien) als auch

Medikamente, Akupunktur, Sport, therapeutische Lichteinwirkung und Kombinationen dieser Elemente können Depressionen bei professioneller Anwendung erfolgreich lindern. Weniger gut untermauerte, aber vielversprechende Ansätze laufen über pflanzliche Ergänzungsmittel, Massage, Yoga und Ernährungsumstellungen.

Streiten Sie mit dem Partner nicht um die »richtige« Einstellung zu Krebs

Ich sage ihr immer, denk doch positiv. Vielleicht werden deine Haare nur ein bisschen dünner. Vielleicht fallen sie gar nicht alle aus. Sie mag das nicht, sie will es nicht hören. Ich weiß nicht, was sie will, aber das bestmögliche Szenario will sie jedenfalls nicht von mir erzählt bekommen.

Tobin Hodges

Ich hörte: »Es ist gar nicht so schlimm«, und David hörte: »Ja, es ist so schlimm.«

Valree Milson

Er war fixiert auf »Es ist wahrscheinlich kein Krebs« anstatt auf: »Selbst wenn es Krebs ist – es wird alles gut.« ... Dieser Optimismus erschien ihm realitätsfern, und er irrte sich.

Deborah Kennedy

Das häufigste Reizthema bei Paaren, wo einer oder beide Krebs haben, ist die persönliche Einstellung. Im Rahmen meiner Arbeit und während der Interviews mit Patienten und Partnern hörte ich Sätze wie:

»Er ist durch und durch Anfeuerer.«

»Sie ist immer so pessimistisch.«

»Ich möchte auf das Schlimmste vorbereitet sein. Sie will, dass ich positiv denke.«

»Mit dieser negativen Einstellung bringt er sich ja um.«

»Ich wünschte, sie würde das Glas nicht dauernd als halb voll bezeichnen.«

Das Problem ist, dass der Erkrankte sich für das Schlimmste rüsten will, damit er nicht noch einmal von einer schrecklichen Botschaft überrumpelt werden kann. Als Angehöriger glaubt man jedoch, dass der Kranke mit einer positiven Einstellung vielleicht mehr Energie hätte und womöglich sogar den Krebs besiegen könnte.

Diese zwei Überzeugungen schließen sich gegenseitig aus: Damit der Patient bekommt, was er will, muss er für den Ernstfall planen. Damit der Angehörige bekommt, was er will, steht der Ernstfall nicht zur Debatte und sollte gar nicht angesprochen werden. Vielleicht will eine Patientin von ihrem Mann einfach hören, dass er zu ihr hält, was auch immer geschieht: Wir werden schon damit fertig. Mit einem Partner, der die negativen Möglichkeiten ausblendet, fühlt der Erkrankte sich verwundbar. »Wird sie in der Lage sein, alles zu regeln, wenn die Sache nicht so läuft, wie sie jetzt glaubt?«

Einige Paare, mit denen ich sprach, hatten von Anfang an gestritten, sogar schon vor der Diagnose. Diese frühen Auseinandersetzungen hatten die nachfolgende Behandlung überschattet. Zum Beispiel hatten Männer ihrer Frau Mut machen wollen, indem sie ihr zuredeten, »es« wäre bestimmt kein Krebs, aber dann war »es« eben doch Krebs.

Es geht darum, dass die Patienten spüren wollen, dass der wahrscheinlichste Ablauf in der nahen Zukunft erträglich ist. Nachdem ich beide Rollen selbst innehatte, gehe ich davon aus, dass es dabei um ein Gleichgewicht geht. Der Kranke darf durchaus vorübergehend realistische Möglichkeiten ansprechen, um vorbereitet zu sein. Sobald solche Gedanken jedoch ins Katastrophisieren abrutschen, sollte der Partner sich zu Wort melden. Nur wenn der Kranke Depressionen hat und jedwede optimistische Idee von sich weist, sollte man von diesem Ansatz abweichen.

Um zu erklären, warum derartige Auseinandersetzungen so häufig auftreten, brauchen wir einen kurzen Ausflug in die Forschung und Populärwissenschaft der letzten 50 Jahre.

1968 veröffentlichte Martin Seligman mit einigen Kollegen eine Studie zur Konditionierung von Hunden. In dieser bahnbrechenden Arbeit teilte das Team die Hunde in drei Gruppen auf. Die erste Gruppe wurde in ein Geschirr gehängt, aus dem sie nicht entkommen konnte. Dann erhielten die Hunde für 85 Sekunden leichte Elektroschocks. Normalerweise jaulten diese Hunde kurz auf und nahmen ihr Schicksal dann schließlich hin.

Eine zweite Gruppe kam in ein Geschirr, aus dem sie entkommen konnten, und wurde ebenfalls geschockt. Unter diesen Umständen begannen die Hunde beim Beginn des Schocks normalerweise zu zappeln und konnten entkommen.

Eine dritte Gruppe erhielt keine Schocks. Dann setzten Seligman und seine Mitarbeiter alle drei Gruppen in eine neue »Shuttle-Box«, die aus zwei Abteilen mit einem Durchgang dazwischen bestand. Der Durchgang war durch eine niedrige Abtrennung versperrt. Eine Seite hatte ein leitfähiges Gitter auf dem Boden, die andere keinen elektrifizierten Boden. Die Hunde wurden durch einen Summton vor dem bevorstehenden Schock gewarnt.

Entscheidend war: In der Shuttle-Box konnte man dem Schock entkommen. Die Hunde konnten die kleine Abtrennung leicht überspringen, sobald der Warnton erklang, und so dem Schock entgehen.

Hunde, die zuvor in dem Geschirr gesteckt hatten, aus dem sie entwischen konnten, lernten in der Regel schnell, dass die andere Seite der Box sicher war, und konnten den Schock vermeiden. Auch die Hunde, die in keinem Geschirr gesteckt hatten, entkamen schnell. Die Tiere jedoch, die zuvor keine Chance gehabt hatten, sprangen nur selten auf die andere Seite. Obendrein wanderten diese hilflosen Hunde gelegentlich auf die andere (sichere) Seite der Shuttle-Box, wenn der Summer losging, lernten daraus jedoch nicht, dass der Schock vermeidbar war. In späteren Tests jaulten sie auf, wenn der Schocksummer erklang.

Seligman und seine Kollegen erkannten, dass die Hunde ohne Fluchtmöglichkeit gelernt hatten, dass sie ihre Umgebung nicht beeinflussen konnten. Diesen Vierbeinern war nicht klar, dass ihre Hilflosigkeit allein auf das Geschirr bezogen war und in der Doppelbox andere Bedingungen herrschten. Zur Beschreibung dieses Phänomens prägten die Forscher den Begriff »erlernte Hilflosigkeit«.[7]

Natürlich lag die Frage nahe, ob dies auch für Menschen gilt, und das tut es in der Tat. Mit Lärm, kognitiven Problemstellungen und anderen Stressfaktoren haben Forscher wiederholt bewiesen, dass Menschen sich genauso verhalten wie diese Hunde.[8] Wenn wir lernen, dass wir hilflos sind und unsere Umgebung in wichtigen Dingen nicht beeinflussen können, übertragen wir diese Erkenntnis oft auf viele andere Situationen. Offenbar schlägt sich Hilflosigkeit sogar neurologisch nieder. Bei Ratten beispielsweise ging der Norepinephrinpegel zurück (Norepinephrin ist ein wichtiger Botenstoff für die Stimmungslage), wenn sie auf erlernte Hilflosigkeit konditioniert wurden.

Weitere Arbeiten konnten zeigen, dass gedankliche Hilflosigkeit nicht nur ein Symptom schwerer Depressionen ist, sondern diese auch auslösen kann. Wir können uns also depressiv denken. Kognitive Verhaltenspsychologen haben entdeckt, dass es auch möglich ist, sich aus der Depression hinauszudenken, indem wir gewisse Glaubenssätze zur eigenen Hilflosigkeit gezielt hinterfragen.[9]

Als ich in den 80er-Jahren Psychologie studierte, strebte ein Forscherteam einen Durchbruch auf diesem Gebiet an. Sie glaubten, dass gedankliche Hilflosigkeit oder aber Kampfgeist bei Krebspatienten zu unterschiedlichen Sterblichkeitsraten führten. Vom Ansatz her ging es also darum, ob Patienten eher sterben, wenn sie eine ohnmächtige, negative Denkweise hätten, die man in dieser Studie als »resigniert« bezeichnete.

Etwa zur gleichen Zeit erschien das Buch des Arztes Bernie Siegel *Prognose Hoffnung: Liebe, Medizin und Wunder*.[10] Seine Ideen verbreiteten sich wie ein Lauffeuer. Viele Menschen glaubten, dass der Chirurg Siegel in seinem Werk die Meinung vertrat, mit der richtigen, optimistischen Denkweise, Entschlossenheit und Selbstliebe könnten Menschen ihren Krebs auf wundersame Weise heilen. Tatsächlich jedoch verfolgte Siegel eher eine Doppel-strategie. Er ließ zu, dass das versprochene Wunder seinem Buch zu mehr Bekanntheit verhalf, obwohl die eigentliche Botschaft – dass Selbstliebe und Entschlossenheit für alle Menschen wichtig sind und in einigen seltenen Fällen auch mal ein Wunder nach sich ziehen können – weitaus subtiler war.

Diese Aussage erreichte die breite Masse jedoch nicht, was Siegels Konto recht guttat.

Leider führten Siegels Gedankengänge zu einem unerfreulichen Trugschluss, nämlich der »New-Age-Schuld«. Darunter ist die Vorstellung zu verstehen, dass eine Krebserkrankung, ein Rückfall oder ein langsamer Heilungsverlauf auf falschem, negativem Denken oder unzureichender Liebe zu sich selbst beruhen. Diese Schuldgefühle aus der New-Age-Bewegung erhielten 2006 mit Rhonda Byrnes Bestseller *The Secret – Das Geheimnis* neue Nahrung.[11] Wie Siegel propagierte auch *The Secret* die Vorstellung, dass richtiges Denken körperlich positive Folgen nach sich ziehe. Auch wenn keines der beiden Bücher dies exakt so ausdrückt, ziehen doch viele Patienten den Schluss, dass eine Krankheit, ein Rückfall oder sonstige Gesundheitsprobleme etwas mit »falschem« Denken zu tun haben.

Treten wir einen Schritt zurück, um darüber nachzudenken. Kann das sein?

Als Beispiele führe ich hier einige wirklich erstaunliche Vordenker an. Da wäre zuallererst der unglaublich mutige, weise, optimistische und entschlossene Christopher Reeve (der Darsteller von »Superman«), aber auch der an Bauchspeicheldrüsenkrebs erkrankte Universitätsprofessor Randy Pausch (mit seiner berühmten *Last Lecture)* sowie Morrie Schwartz (aus *Tuesdays with Morrie* von Mitch Albom). Sie alle zeigen, dass keine direkte Verbindung zwischen Denkweise und Gesundheitszustand besteht. Diese drei Männer waren bemerkenswert – und es gibt zahllose weitere wie sie.

Hinzu kommt eine weitere Wahrheit. Jeder und jede Krebskranke hat mal schlechte Tage. Uns oder unserer Familie eine Schuld zuzuweisen, weil wir uns schlecht fühlen, müde oder auch wütend sind, ist absurd. Wir müssen bereits mit der vollen Portion Krebs fertigwerden. Die meisten brauchen da keine Extraportion Schuld mehr.

Wie also sollte der Partner am besten reagieren, wenn wir auf unsere Testergebnisse warten? Was sollte er oder sie sagen? In solchen Situationen rate ich Paaren dringend, sich als »Überlebenskünstler« zu betrachten: Gemeinsam sind wir stark, und wir werden mit allem fertig, was auch kommen mag. Lösen Sie sich von jeglichen Schuldgefühlen. Die Studien zur Frage, ob positives oder negatives Denken bei Krebs die Sterblichkeit erhöht, sind nicht eindeutig.

Die Stimmung auflockern zu wollen ist legitim und richtig – aber nur in Maßen

Als Kinder wirbeln wir auf Spielplatzkarussells im Kreis, klettern auf Bäume oder halten den Atem an. Der Wunsch, die eigene Sicht auf die Welt zu verändern, ist Teil unseres Menschseins. Deshalb ist der Versuch, eine schlechte Stimmung zu vertreiben, völlig natürlich. Häufig ist unsere gewählte Strategie, um ebendies zu erreichen, auch durchaus gesund. Wir gönnen uns ein Glas

Wein, nehmen ein Bad und rufen eine Freundin an. Wir können auch einen Spaziergang machen, ein spannendes Buch lesen, einen Blog schreiben oder einen Mittagsschlaf einschieben. Weitere Möglichkeiten wären Sport treiben, einen Ausflug machen, Schokolade futtern, ins Kino gehen oder gar einen Hausputz starten. Danach geht es vielen tatsächlich besser.

Andere Entscheidungen sind eine weniger gute Strategie. Sie können unsere Laune zwar kurzfristig verbessern, setzen aber langfristig viel aufs Spiel. In diese Kategorie fallen beispielsweise krasse soziale Verhaltensweisen – wir könnten die Menschen vor den Kopf stoßen, die uns am nächsten stehen –, aber auch körperliche, mit denen wir uns oder andere in Gefahr bringen. Weitere Risiken sind finanzieller Art oder sie gefährden unseren Job oder unsere Freiheit.

Bevor ich einen Teil davon näher unter die Lupe nehme, möchte ich an die alte Tugend der Mäßigung erinnern. Die meisten genannten Verhaltensweisen sind in Maßen akzeptabel, ganz ähnlich wie bei Medikamenten. Bei vielen Substanzen liegt der Unterschied zwischen Arzneimittel und Gift allein in der Dosis. Ein bisschen davon ist in der Regel verträglich. Sobald wir übertreiben, wird es für uns – und häufig auch für unsere Angehörigen und Freunde – riskant.

Dabei sollte man nicht unterschätzen, welche Seelenqualen mit einer Krebserkrankung einhergehen. Wir fühlen uns mitunter wie unter Strom und nehmen nur noch wenige Ventile wahr, mit denen wir uns etwas Luft verschaffen können. Kein Wunder, dass der eine oder andere Auswege wählt, die auch Ärger machen.

Frustkäufe

Manche Patienten verfallen in einen Kaufrausch, in dem sie beispielsweise exotische Dinge auf eBay erwerben oder durch die Schuhgeschäfte ziehen. Ich kenne Erkrankte, aber auch Angehörige, die Autos, Kleider, Möbel, Schmuck und sogar Häuser kauften.

Die bereits erwähnte Patientin, die zu mir in die Behandlung kam, kaufte bei eBay im Wert von mehreren Tausend Dollar Haushaltsgeräte, die sie schon immer bewundert hatte. Dann versuchte sie, diese Käufe zu verheimlichen, was zu heftigen Auseinandersetzungen mit ihrem Mann führte. Er war schockiert, als er die teuren Ausgaben entdeckte.

Sie liebte es, auf die Pirsch zu gehen – die umsichtige Suche, das Inspizieren und Überprüfen der Informationen. Für sie war das eine sehr gesunde Ablenkung. Allerdings nahm sie zu diesem Zeitpunkt hoch dosierte Betäubungsmittel gegen ihre Schmerzen, dazu weitere Substanzen, die ihre kognitive Wahrnehmung beeinflussten. Deshalb bot sie mitunter weiter und erhielt den Zuschlag für Dinge, die sie eigentlich gar nicht wirklich brauchte oder wollte. Ihr Kaufverhalten war destruktiv, denn es gefährdete ihre Beziehungen.

Einige meiner Patienten neigten auch vor ihrer Erkrankung zu Frustkäufen. Wenn die Welt ihnen zu sehr zusetzte, verschwanden sie ins Einkaufszentrum oder in die Boutique. Nach wochenlangen Angstpartien können ein Paar neue Schuhe oder eine schöne Handtasche sehr angenehm sein. Wenn die Prüfung jedoch zu groß ist – wie bei Krebs –, reicht dieser Ansatz mitunter nicht mehr aus. Manche Menschen geben immer mehr aus, weil sie sich davon die flüchtige Ruhe erhoffen, die sich früher so rasch einstellte.

Sehen wir der Wahrheit ins Auge: Wenn Krebs das Problem ist, sind neue Besitztümer selten die Lösung.

Essen

Essen ist einfach wunderbar.

Manch einer sucht bei schlechter Laune grundsätzlich nach etwas Essbarem. Essen kann das Gemeinschaftsgefühl unterstützen, die Sinne anregen und sättigen. Für diejenigen unter uns, die regelmäßig unter unangenehmen Nebenwirkungen und sonstigen Symptomen leiden oder das Gefühl haben, der eigene Körper hätte sie im Stich gelassen, kann Essen zu den wenigen Aktivitäten gehören, die noch körperlichen Genuss versprechen.

Leider ist Krebs bei vielen Patienten mit einer Gewichtszunahme verbunden. Bei einigen geht der Appetit merklich zurück, viele andere hingegen nehmen deutlich zu. Ein Teil dieser Gewichtsveränderung ist auf Veränderungen der Stoffwechsellage zurückzuführen, ein anderer kann mit appetitanregenden Medikamenten, zum Beispiel Steroiden, zusammenhängen. Häufig beruht das Zunehmen jedoch darauf, dass man seelischen Schmerz mit Hunger verwechselt und versucht, durch Nahrungsmittel die Laune zu heben.

Eine rasche Gewichtszunahme kann die Beziehung belasten. Körperliche Betätigungen, die wir bisher mochten, werden unter Umständen zu anstrengend. Man wird schneller müde und kann sich selbst nicht mehr leiden, was wiederum das sexuelle Begehren und die Intimität boykottiert.

Darüber hinaus belegen immer mehr Studien, dass mit Fettleibigkeit eine erhöhte Rückfallgefahr einhergeht. Auf gesunde Ernährung gehe ich in einem späteren Kapitel näher ein. An dieser Stelle möchte ich jedem, der gern Angst und Hunger verwechselt, dazu raten, die Angst auf andere Weise gezielt anzugehen. Probieren Sie erst Sport, Ablenkung, Meditation, Yoga, ein Gespräch mit Freunden oder Tagebuch schreiben, bevor Sie sich den Bauch vollschlagen.

Wie die meisten biologisch gesteuerten Impulse lässt sich auch der Drang zu essen aussitzen. Ein größerer Abstand zwischen der ersten Appetitregung und der tatsächlichen Nahrungsaufnahme kann die verzehrte Kalorienmenge senken. Wenn wir dann tatsächlich etwas essen, können wir zudem etwas mehr auf die Kalorien achten.

Alkohol

Ein Alkoholiker, den ich behandelte, drückte es so aus: »Ich trinke Alkohol, weil es funktioniert. Es geht mir dann besser. Zumindest vorübergehend.« Alkohol ist problemlos verfügbar, sozial akzeptiert und hat großen Einfluss auf die Gemütslage.

In Deutschland trinken etwa 25 Prozent der Frauen und über 40 Prozent der Männer zwischen 18 und 79 Jahren in riskantem Maße Alkohol. Zu den »Rauschtrinkern« zählen knapp elf Prozent der Frauen und 31 Prozent der Männer, wobei in beiden Gruppen jeweils die jüngere Generation (18 bis 29 Jahre) riskanter konsumiert.[12] 1,3 Millionen Menschen gelten offiziell als alkoholabhängig, doch nur zehn Prozent davon nehmen – häufig erst nach jahrelanger Abhängigkeit – eine Therapie in Anspruch.[13] In

Amerika berichten volle 30 Prozent der Erwachsenen, dass sie irgendwann im Leben Alkoholprobleme gehabt hätten. Interviews mit knapp 50000 Erwachsenen ergaben, dass nicht einmal ein Viertel davon Hilfe gesucht oder erhalten hat.[14] Die federführende Autorin dieser groß angelegten Studie, Deborah Hasin von der Columbia University in New York, kam zu dem Schluss, dass hoher Alkoholkonsum zu den zerstörerischsten und verbreitetsten Gesundheitsproblemen des Landes zählt.

Biologisch betrachtet bewirkt hoher Alkoholkonsum eine Deregulierung unserer inneren Uhr. Er stört den natürlichen Schlaf- und Essrhythmus, sodass Trinker zu spät oder zu früh schlafen gehen und – bei starkem Konsum – tagsüber nichts essen, aber abends viel in sich hineinschlingen. Dann trinkt man, um einschlafen zu können, kommt aber nicht richtig zur Ruhe, was die Anfälligkeit für Stress, Reizbarkeit und – Sie haben es erraten – mehr Alkoholkonsum erhöht.

Ich habe (bei Patienten und Angehörigen, die vorher nie damit zu kämpfen hatten) mehr Alkoholprobleme gesehen als sonstige schädliche Verhaltensweisen. In meinem Kollegenkreis sind wir uns diesbezüglich nicht immer einig. Manche sagen: »Tja … solange der Alkohol weder Ihre Arbeit noch Ihre Beziehungen gefährdet, ist er kein Problem.« Diese Einstellung spiegelt sich auch in der Diagnosestellung wider. Bevor bei jemandem Alkoholmissbrauch oder Alkoholabhängigkeit festgestellt wird, muss eine deutliche soziale Beeinträchtigung vorliegen oder der Betroffene bereits starken gesundheitlichen Schaden davongetragen haben. Das ist allerdings häufig schwer zu definieren oder abzuschätzen. Zumal viele Menschen hohen Alkoholkonsum recht erfolgreich mit den oberflächlichen Aspekten ihrer Arbeit und ihrer Beziehungen vereinbaren können. Wenn dann der Krebs zuschlägt, schieben sie alle Beeinträchtigungen auf den Krebs – nicht auf den Alkohol.

Halten Sie sich bitte an folgendes Kriterium: Wenn Sie mehr als zwei Drinks pro Abend zu sich nehmen oder an Orten oder in Situationen trinken, wo dies verboten ist (als Autofahrer, oder Sie schmuggeln eine Flasche ins Krankenhaus – *ungelogen!*), dann haben Sie ein Problem.

Die Beziehung zwischen Alkoholkonsum und Krebsrisiko wird gegenwärtig intensiv erforscht. Zwar erscheinen gelegentlich neue Publikationen, denen zufolge mäßiger Alkoholgenuss (meist Rotwein) das Krebsrisiko senkt, aber die meisten Arbeiten weisen doch in die Gegenrichtung. Hoher Alkoholkonsum wird mit einem erhöhten Risiko für Brust-, Darm- und Prostatakrebs sowie für Kopf-Hals-Karzinome in Verbindung gebracht.

Neuere Forschungen konzentrieren sich auf Menschen, die eine Krebserkrankung überlebt haben. Eine aktuelle Studie an ehemaligen Brustkrebspatientinnen ergab, dass bereits ein Konsum von drei oder mehr Drinks pro Woche das Rückfallrisiko um das 1,3-Fache erhöht. Marilyn Kwan und ihre Kollegen beobachteten knapp 1900 Frauen und stellten fest, dass insbesondere übergewichtige oder fettleibige Frauen, die mehr als drei Drinks pro Woche zu sich nahmen, vermehrt zu Rückfällen neigten.[15]

Den Grund dafür können Laborversuche erklären. Ein Team am Medical Center der Rush University entdeckte, dass Alkohol Krebszellen aggressiver macht. Insbesondere beeinflusst er den Übergang von Epithelgewebe zu Mesenchym, das bei der Metastasierung – der Ausbreitung der Krebszellen – eine entscheidende Rolle spielt.[16] Andere Forscher nahmen die Telomerlänge unter die Lupe, die als Synonym für unser biologisches Alter gilt. Die Telomere am Ende unserer Chromosomen sorgen für die genetische Stabilität der Zellen. Nimmt ihre Länge ab, so steigt das Krebsrisiko. Hoher Alkoholkonsum bewirkte eine dramatische Verkürzung der Telomere, vermutlich infolge von oxidativem Stress und Entzündungen.

Neben dem erhöhten körperlichen Risiko kann Alkoholkonsum auch unsere Beziehungen bedrohen. Manche Menschen sind angetrunken schneller verärgert. Andere ziehen sich zurück, werden vergesslich oder emotional instabil. Nur wenige gelten als zuverlässig, belastbar oder insbesondere verbunden. Das Fazit lautet: Es ist schwer, sich jemandem verbunden und nah zu fühlen, der angetrunken oder gar betrunken ist. Trunkenheit hält andere effektiv auf Abstand, und zu viel Abstand ist zerstörerisch.

Manchmal werde ich gefragt, was ein Partner tun kann, wenn der andere zu viel trinkt. Leider geben auch fundierte und sorgfältig durchgeführte Studien, in denen verschiedene Ansätze verglichen wurden, wie man Alkoholiker durch Gespräche zu Verhaltensänderungen bringen kann, diesbezüglich keine Empfehlung.[17] Ich rate dazu, das Thema anzuschneiden. Für einen gewissen Prozentsatz der Betroffenen ist Alkoholismus etwas Schleichendes, das sich unbemerkt anpirscht. Schon der Hinweis, dass hier ein Problem bestehen könnte, reicht bei ihnen aus, um ihren Konsum deutlich einzuschränken.

Neue Forschungsansätze konzentrieren sich auf therapeutisches Sporttreiben. Bewegung scheint den zirkadianen Rhythmus wiederherzustellen, baut Stress ab und macht angenehm müde, sodass wir abends auch ohne den »Schlummertrunk« einschlafen können.[18]

Sprechen Sie aus, was Sie auf dem Herzen haben

Mein Vater war früher beim Militär. Wir haben gelernt, den
Mund zu halten ... Manchmal ist es wichtig, nichts zu sagen,
aber manchmal ist auch wichtig, alles herauszulassen.

Richard Kelley

Eine der breitesten Studien zu Verheirateten beobachtete insgesamt 373 Paare, die ab dem Zeitpunkt der Eheschließung innerhalb von 16 Jahren viermal interviewt wurden. Gesucht wurde dabei nach frühen Hinweisen auf eine spätere Scheidung (nach 16
Jahren waren 46 Prozent der Paare geschieden). Es fand sich ein
ganz spezielles Muster, das sich als Vorbote schlechter Entwick-
lungen entpuppte. Typisch war, dass der eine Partner sich bemühte, seine Bedürfnisse auszudrücken und dem anderen sorgfältig
zuzuhören (was als konstruktives Verhalten bezeichnet wurde),
während der andere das Gespräch mied oder sich zurückzog (der
sogenannte Rückzug).[19] Wem das bekannt vorkommt, der sollte
hier sehr aufmerksam weiterlesen.

Interessant war daran eines: Die verstimmten Partner, die zum
Rückzug neigten, waren normalerweise der Ansicht, dass sie den
Ehepartner damit vor ihrem Ärger schützten. Sie befolgten Omas
alte Regel: »Wenn du nichts Nettes zu sagen hast, sag lieber gar
nichts.« Bei der Befragung von deren Ehefrauen und -männern
erklärten diese allerdings, dass sie das Schweigen als mangelndes
Interesse empfanden.[20] Der Gedankengang lautete ungefähr so:
»Wenn er oder sie nicht genug Energie aufbringt, mir seine oder
ihre Gedanken mitzuteilen, dann bin ich ihm/ihr wohl ziemlich
egal.«

Den Ärger still herunterzuschlucken scheint insbesondere für Frauen Gift zu sein. An einer anderen Studie nahmen über 3500 Frauen zehn Jahre lang teil. Jene, die sich bei Konflikten mit dem Ehemann selbst »Mundverbot« erteilten, hatten während des Studienzeitraums ein vierfach erhöhtes Sterberisiko.[21]

Es kann eine große Hilfe sein, das auszusprechen, was uns auf der Seele liegt. Ist Ihnen schon einmal aufgefallen, wie seltsam manche Menschen klingen, die ihr Leben lang allein waren? Wer nur in seinem eigenen Kopf lebt, löst sich mitunter von der Realität. Diese Erfahrung kennen viele. Wir verstricken uns in unserem Groll oder einem verrückten Einfall, aber wenn wir unserem Liebsten davon erzählen, sieht die Sache nach einem kurzen Kommentar gleich ganz anders aus.

Einer meiner Interviewpartner, Richard Kelley, erklärte mir, wie er erst lernen musste, dass seine Frau manchmal sehnlichst auf einen Kommentar von ihm wartete. Das galt besonders für Situationen, in denen er verärgert war. Sie wusste, dass etwas nicht stimmte, hatte aber keine Ahnung, worum es ging. Dem anderen etwas Wichtiges vorzuenthalten kann verheerend sein, denn es löst wilde Spekulationen und Schuldgefühle aus.

Manche meiner Gesprächspartner meinten, sie würden ungern streiten, wenn der andere krank sei. Es fühle sich unfair an, wie »Nachtreten, wenn der andere schon am Boden liegt«. Deshalb schwiegen sie lieber, als dass sie den Mund aufmachten. Dummerweise entnimmt der Partner vielfach schon dem Schweigen selbst, dass etwas falsch läuft. Jemand wie Richard, der in einer militärisch geprägten Familie aufgewachsen ist, wo man über Gefühle nicht redet, musste erst lernen, wie man mit der eigenen Frau darüber spricht, was einem wehtut, einen durcheinanderbringt, und manchmal auch darüber, was einen wütend macht. Menschen aus Familien, in denen Gefühle offen gezeigt werden, reagieren manchmal verwirrt, wenn ihr Partner in einem Haushalt aufgewachsen ist, in dem über alle unangenehmen Gefühle der Mantel des Schweigens gebreitet wurde.

Zusätzlich ist mir beim Umgang mit Gefühlen ein geschlechtsspezifisches Problem aufgefallen. Normalerweise hüte ich mich vor Verallgemeinerungen zu Männern und Frauen, weil diese meiner Erfahrung nach oft keinen Bestand haben. Mir ist jedoch ein Unterschied darin aufgefallen, wie Männer und Frauen Gefühle benennen, und dies wird von der Forschung, die sich mit Alexithymie beschäftigt, untermauert. Wörtlich übersetzt bedeutet dieser Begriff »Mangel an Worten für Emotionen«, und Männer neigen offenbar häufiger dazu als Frauen.[22]

Viele Frauen scheinen in Bezug auf Emotionen mit einem 64-Farben-Kasten geboren zu sein. Sie können alles benennen, was sie fühlen, und verfügen über Begriffe wie »Existenzangst«, »zuversichtlich« oder »reizbar«. Männer haben als Farbkasten hingegen häufig nur den üblichen Sixpack zur Verfügung: »gut«, »ärgerlich«, »traurig«, »glücklich«, »besorgt«. Und natürlich »verwirrt«. Diese Unfähigkeit, jegliche Gefühlsregung mit einem passenden Etikett zu versehen, kann Männer daran hindern, über ihre Emotionen zu reden. Sie wissen, dass sie nicht »glücklich« sind, aber ihnen fehlt das passende Wort, um genau auszudrücken, was sie meinen, und sie wollen auch nichts Falsches sagen. Also sind sie lieber still. Während ihre Frau vielleicht denkt: *Hat er denn gar keine Gefühle?* Oder schlimmer noch: *Ist ihm die Situation ganz egal?*

In solchen Fällen ermuntere ich den stillen Partner gern dazu, mal versuchsweise so genau wie möglich zu schildern, was ihn bewegt – in dem Wissen, dass er es nicht perfekt ausdrücken muss, um sich mitzuteilen. Der weniger stille Partner braucht nur zu spüren, dass er dem Schweiger nicht gleichgültig ist. Und wenn der Schweiger sich ärgert, muss der andere den Grund verstehen können. Dies gilt besonders, wenn der Grund leicht zu verändern wäre. Denn Studien zufolge ist Schweigen keinesfalls Gold. Wenn ein normalerweise schweigsamer Ehepartner doch einmal zeigt, was er denkt und fühlt, eröffnen sich der Beziehung wichtige neue Wege, die zu mehr Nähe, Wärme und gegenseitigem Verständnis führen können.

5. Hand in Hand durch die Behandlung

Für mich war der Krebs wie ein zusätzlicher Vollzeitjob. Er fordert Energie und kann andere Aspekte des Lebens beeinflussen. Deshalb geht es in diesem Kapitel um Logistik, die kleinen Dinge des Lebens und wie man sie bewältigt, um die Beziehung zu schützen und ihr weiterhin gemeinsam zur Blüte zu verhelfen.

Zuerst verrate ich Ihnen, wie man das »Management« des Alltags und das Beziehungsleben sauber voneinander trennt. Danach sehen wir uns verschiedene Problematiken für Paare an, insbesondere die Arbeitsverteilung bei wichtigen medizinischen Ereignissen. Es folgen Hinweise, wie wir uns das Leben vereinfachen können, zum Wert gemeinsamer sportlicher Aktivitäten und zum Umgang mit einer veränderten Rollenverteilung.

Die nächste Lektion handelt von Ernährung. Viele Paare streiten darüber, was der Kranke essen soll, hierzu gebe ich Ihnen einen Leitfaden. Außerdem befassen wir uns mit dem »Chemohirn«, und wie Paare zusammenarbeiten können, damit wichtige Informationen nicht so leicht verloren gehen. Zuletzt spreche ich die Patienten an, die dazu neigen, ganz in ihr Krankheitserleben abzuleiten, und dabei übersehen, dass der Krebs auch die Menschen belastet, die ihnen nahestehen.

Pro Woche eine Familienkonferenz – und ein krebsfreier Abend

Es gab und gibt einen Riesenanteil in mir, der immer noch als die witzige, schrullige, liebevolle Frau gesehen werden will, die ich bin.
Janice Hallford

Diese zwei Empfehlungen bilden eine Einheit. Zum einen empfehle ich allen Patienten, mit denen ich arbeite, einmal die Woche eine offizielle Familienkonferenz. Das ist der Zeitpunkt, wo Sie beraten, wie Sie in der Chemowoche die Heizung reparieren lassen können, und festlegen, ob der Bruder Ihres Partners und seine Familie tatsächlich zu Besuch kommen, wie es vor der Diagnose geplant war. Wäre es wirklich schlimm, wenn jemand fürs Rasenmähen bezahlt wird, anstatt es selbst zu machen, da man doch gerade so viel um die Ohren hat? Und wer ruft beim Arzt an und bestellt das neue Rezept, weil die Medikamente ausgehen?

Solche »geschäftlichen« Termine haben mehrere Funktionen. Wir bekommen damit die kleinen Dinge des Lebens aus dem Kopf und können für verschiedene Eventualitäten vorausplanen. Außerdem können wir Aufgaben an denjenigen abgeben, der diese am besten erledigt. Zugleich sprechen wir schwierige Themen, die zu Streit führen könnten, in aller Ruhe an und können Rollenveränderungen klären, die durch die Behandlung erforderlich werden.

Planen Sie also möglichst jede Woche um dieselbe Zeit eine halbe Stunde für diese Lagebesprechung ein.

Das Schöne daran: Die Besprechung schafft Freiraum für einen »krebsfreien« Abend (oder Tag). Damit meine ich, dass der Krebs und alles, was damit zu tun hat, in diesem festgelegten Zeitraum kein Thema sein sollte. In meinen Augen ist das der einzige Zeitpunkt, wo Paare das ganze Thema konsequent meiden sollten, weil es hier ausschließlich um Spaß und/oder Romantik geht. Bei krebsfreien Verabredungen sollten Sie unbeschwert einen schönen Abend mit etwas verbringen, das Ihnen beiden Freude bereitet.

Auch ohne eine schwere Krankheit geraten Paare leicht in die Tretmühle des modernen Alltags. Einen Haushalt am Laufen zu halten ist eine ordentliche Aufgabe, und angesichts unserer vielen Pflichten gegenüber Arbeitgeber, Familie und sozialem Umfeld sehen viele einander irgendwann nicht mehr als Liebespartner, sondern eher als Geschäftspartner oder – aktuell – als Krebskameraden. Da sich durch die Behandlung auch das Äußere verändert – von Haarausfall und Gewichtsveränderungen bis hin zu allgemeinem Unwohlsein –, kommt die romantische Liebe verständlicherweise leicht zu kurz.

Sehr leicht verläuft auch der Übergang zum Krebsprofipaar, das so auf den Krebs und den Kampf dagegen fixiert ist, dass die eigentliche Identität dabei irgendwann untergeht. Krebsfreie Abende erinnern uns an das Paar, das wir auch noch sind.

Manch einer fragt sich skeptisch, ob das wirklich möglich ist. Meiner Erfahrung nach können wir uns selbst in den dunkelsten Stunden an der Gesellschaft des anderen erfreuen und einen Funken Verliebtheit schüren. Im Idealfall findet so ein Abend außer Haus statt. Ein romantisches Restaurant und ein Film bieten sich natürlich immer an, aber letztlich geht alles, was beiden Spaß macht. Die Paare, die mir bekannt sind, gingen auf krebsfreie Vogelpirsch, restaurierten alte Möbel, machten Wandertouren oder unternahmen einfach Ausflüge ans Wasser, in die Berge oder in den Wald. So ein Tag ist zum Flirten gedacht. Zeigen Sie einander Ihre Liebe! Das ist auch noch möglich, wenn die Energie abnimmt und der Krebs allgegenwärtig scheint. Paare, die ans Haus gefesselt sind, könnten auch gemeinsam eine Lieblingsserie sehen.

Solche Tage oder Abende norden den inneren Kompass wieder ein. Sie erinnern uns daran, was uns einmal zum anderen hingezogen hat, und tragen dazu bei, dass wir uns wieder als Liebende sehen, nicht nur als zwei Überlebende. So kommt wieder mehr Lachen ins Leben. Erfahrene Überlebende wissen, dass man nach wie vor Spaß haben kann, auch wenn der Krebs zu Besuch ist. Wir können zusammen tolle Musik hören, uns daran freuen, wie frisch die Luft nach dem reinigenden Regenguss riecht, den Wind durch die Blätter streichen hören – und sehen, wie der Partner über unsere Witze lacht, ein wenig kuscheln und flirten.

Solange Sie nicht gerade die Menschheit retten müssen, sollten Sie bei wichtigen Arztterminen des Partners dabei sein

Sie will, dass ich weniger arbeite, aber ich muss doch die Dinge am Laufen halten. Inzwischen habe ich eingelenkt und meine Kanzlei in die Nähe verlegt. Manchmal arbeite ich auch von zu Hause aus. Das Einkommen ist zurückgegangen, aber es war besser. Trotzdem sind das harte Entscheidungen.

Terry Carliglio

Er sagte, er würde mich bei den Arztterminen begleiten, aber er kam immer zu spät.

Rhonda T.

Lassen Sie es mich so einfach wie möglich formulieren: Ich arbeite seit über 20 Jahren im Krankenhaus und habe daher viel Zeit mit Sterbenden und ihren Familien verbracht. Am Ende des Lebens ziehen wir Resümee über die wichtigen Dinge und suchen nach dem Sinn des Ganzen. Kein Sterbender oder Angehöriger hat je zu mir gesagt: »Ich wünschte nur, ich hätte mehr gearbeitet.«

Ich kann den Wunsch, trotz Krebs weiterzuarbeiten, gut verstehen. Erstens brauchen wir normalerweise das Geld. Zweitens fürchten wir in einer schwierigen Wirtschaftslage um unseren Job. Zudem kann die Arbeit psychisch ein echter Anker sein. Oft zählt sie zu den wenigen Dingen, wo wir das Gefühl haben, etwas zu vollbringen und etwas Greifbares beizusteuern. Das Gefühl, persönlich von Nutzen zu sein, geht bei Krebs häufig verloren.

Ich möchte das nicht zu sehr vereinfachen. Manche Entscheidungen sind wirklich schwer. Soll ich meinen Mann zur Besprechung für die Strahlentherapie begleiten oder mich mit den Interessenten treffen, die uns vielleicht endlich zum Geschäftsabschluss verhelfen? Soll ich bei meiner Frau bleiben, wenn es ihr schlecht geht, oder eine Extraschicht einlegen? Soll ich kündigen, obwohl ich hier eine Leitungsfunktion innehabe, wenn ich damit zwar nicht so weit fahren muss, aber wieder die Neue bin?

Bei der Überlegung, welche Arzttermine wir gemeinsam wahrnehmen sollten, können wir deren Wichtigkeit abwägen. Nicht jeder Arztbesuch ist gleich bedeutend. Manche sind ausschlaggebend. Das sind die Termine, wo es um größere Entscheidungen geht, wo Diagnosen gestellt oder erschreckende Symptome oder Nebenwirkungen besprochen werden. An solchen Tagen ist es praktisch immer wichtig, als Paar zu kommen. Es gibt aber auch Tage, an denen man nur ein neues Rezept abholt, sich einer einzelnen Bestrahlung unterzieht oder nach einer Operation die Wundheilung überprüfen lässt. Allerdings sind wir bezüglich der Bedeutsamkeit eines Termins nicht immer gleicher Meinung. Als Patient gab es für mich Zeiten, wo ich ausgesprochen dünnhäutig war und jemanden bei mir haben wollte, auch wenn der Anlass gar nichts Besonderes war. Schon das Betreten der Klinik oder Praxis kann sich bedeutsam *anfühlen*.

In den fünf Jahren meiner Krankheit wurde ich zu jedem Chemotermin, jeder Operation und jeder Untersuchung begleitet. Normalerweise war Terry bei mir, manchmal auch meine Eltern, und gelegentlich sprangen Freunde ein. Zu den Bestrahlungen hingegen ging ich allein. Bei Terry haben wir es genauso gehalten. Ich war bei jeder Chemotherapie dabei, aber nicht bei allen Bestrahlungen oder bei jedem Termin mit ihrem plastischen Chirurgen.

Für den Partner gilt als Faustregel, lieber einmal zu viel als einmal zu wenig mitzugehen. Wer krank ist, fühlt sich angreifbar. Es tut gut, jemanden an unserer Seite zu wissen, wenn zum Angriff geblasen wird. Jemand, der uns den Kopf hält, den Nacken massiert und mit uns allen Stürmen trotzt.

Stress vermeiden und alltägliche Abläufe vereinfachen

Die Kinder waren noch ziemlich jung. Die drei, die noch zu Hause wohnten, waren vierzehn, zwölf und elf. Einmal nahm Bill sie zur Seite; damals wussten sie schon, was los war. Er sagte ihnen, dass sie jetzt wirklich zusammenhalten und Mami möglichst

wenig Stress machen müssten. Er sagte, die zwei Dinge, die mich
am meisten stressten, seien ihre Streitereien und wenn sie ihre
Zimmer nicht aufräumten. Daraufhin gaben sich die Kinder
große Mühe, ihre Zimmer ordentlich und sauber zu halten und
ihre Reibereien, die bei Kindern in diesem Alter unvermeidlich
sind, anderswo auszutragen.

Becky M. Olson

Folgende Dinge haben Paare getan, um ihr Leben zu vereinfachen und während der Krankheit den Stress im Zaum zu halten. Zuallererst bemühten sich viele um weniger Streit und Genörgel. Die Themen sind dabei gar nicht so wichtig – sie reichen von Fernsehprogramm, Zimmertemperatur, Wegbeschreibungen und Geldausgaben bis hin zu Urlaub mit den Kindern, Verwandten oder lautstarken Freunden des Partners.

Einige Leute reduzierten ihre Arbeitszeit oder übernahmen beruflich andere Aufgaben. Auch ehrenamtliche Tätigkeiten wurden aufgegeben (mitunter allerdings auch verstärkt). Man aß häufiger im Restaurant, brachte sich Essen mit oder verlegte sich auf Tiefkühlprodukte und andere Fertigkost (nicht jedermanns Sache, aber hilfreich). Bei der Hausarbeit wurde nur das Nötigste erledigt: Alles muss hygienisch sein, aber nicht unbedingt so ordentlich wie sonst. Also wechselt man die Filter der Klimaanlage und saugt sehr oft Staub, während andere Dinge in größeren Abständen stattfinden: Rasenmähen nur noch alle zwei Wochen statt sonst ein- bis zweimal pro Woche, manche Kleidungsstücke doppelt so lange tragen wie sonst und den Mülleimer erst rausbringen, wenn er richtig voll ist.

Entscheidend ist, die Tätigkeiten, die Sie als sinnvoll empfinden, die eine willkommene Abwechslung bedeuten und Spaß machen, gegen das abzuwägen, was auslaugt und mehr Stress verursacht, als es wert ist. Ich rate Ihnen, Ihr soziales Netz zu pflegen und alles zu tun, was den Kopf frei pustet. Der Rest kann gnadenlos gekappt werden.

Und wenn Sie zu den Menschen zählen, die einfach nicht Nein sagen können? Sobald jemand in Ihrer Umgebung Hilfe benötigt, sind Sie mit Rat und Tat zur Stelle. Sie unterstützen, schützen und engagieren sich im Ehrenamt. Dies ist der ideale Zeitpunkt, um eine neue Fähigkeit zu lernen. Hin und wieder Nein zu sagen kann Ihre kostbare Energie erhalten. So können Sie bei Ihrem Partner bleiben, wenn es nötig ist, anstatt anderen beizustehen.

Auch Vereinfachungen müssen besprochen werden. Manches macht dem einen vielleicht mehr Freude als dem anderen oder ist wichtiger. Überlegen Sie gemeinsam, bevor Sie eine Entscheidung fällen.

Gemeinsam Sport treiben

Er fordert mich. Wir sind zum Clubhaus gefahren, um das Laufband zu benutzen, obwohl ich nur fünf Minuten gehen kann. Gestern Abend sind wir sogar die Straße hinuntergelaufen, obwohl es so heiß war. Aber er sagt: »Du musst dich bewegen, du musst aufstehen. Wenn du nicht draußen laufen willst, musst du eben zehn Mal ums Haus marschieren.« Und dann mache ich das eben, weil er sowieso zurückkommt und fragt, ob ich schon fertig bin.

JoAnn McClure

Jahrelang wurde frisch diagnostizierten Krebspatienten empfohlen, »erst mal halblang« zu machen und sich zu schonen. Einige Studien ergaben, dass die Hälfte aller Onkologen diese Empfehlung noch immer ausspricht. Die Daten zum Einfluss von Bewegung auf die Überlebensraten sprechen jedoch überwältigend deutlich dagegen. Inzwischen gibt es sogar etliche ehemalige Krebspatienten, die selbst in der Forschung tätig sind und beweisen, dass dieser Rat gefährlich in die Irre führt.

Zu dieser Gruppe zählt Dr. Anna Schwartz, bei der 1988 während ihrer Ausbildung zur Krankenschwester ein Lymphom diagnostiziert wurde. Anfangs litt sie unter Depressionen und fühlte sich von der Diagnose wie erschlagen. Dann aber beschloss sie, Sport zu treiben, und schloss sich vor Ort einer Gruppe Radsportler an. Zunächst war sie enttäuscht, dass sie ihnen nicht das Wasser reichen konnte, und arbeitete daher verbissen an Technik und Kondition, bis sie den gleichen Leistungsstand erreicht hatte wie die anderen. Ihr war dabei anfangs nicht bewusst, dass ihre Teamkollegen zur Elite des Landes zählten – einschließlich Olympiasiegern und Landesmeistern. Dennoch konnte sie irgendwann mit ihnen mithalten und heimste schließlich innerhalb von nicht einmal fünf Jahren drei Weltrekorde ein, darunter eine Tour über 673 Kilometer in nur 24 Stunden. Ohne Pause. Dies alles meisterte sie parallel zur Behandlung ihres »kleinen Problems« (der Krebserkrankung), die periodisch nebenherlief.

Dr. Schwartz setzte ihre Ausbildung bis zum Doktorgrad in Krankenpflege fort und konzentrierte sich bei ihren Forschungsarbeiten ganz auf den Einfluss von Sport auf die Überlebenschancen bei Krebs. Ihre Arbeit und die vieler anderer zeigen, dass Müdigkeit und Schmerzen während und nach Krebs zwar häufig sind, Sport jedoch einen entscheidenden Unterschied macht.

Körperliche Belastung verbessert dabei nicht nur die Lebensqualität. Offenbar sollte Sport als Behandlungsansatz betrachtet werden. Bei Brustkrebs zeigte sich beispielsweise, dass das Sterbe- und Rezidivrisiko der Erkrankten bei zweieinhalb Stunden Sport pro Woche um 40 Prozent geringer war.[1] Das ist eine deutlichere Verbesserung als mit vielen anderen Therapien. Das reduzierte Risiko für Männer mit Prostatakrebs betrug beeindruckende 46 Prozent.[2] (Brust- und Prostatakrebs werden regelmäßig für Studien verwendet, weil sie die häufigsten Krebsarten darstellen und normalerweise eine hohe Patientenzahl erforderlich ist, um korrekte Schlüsse zu ziehen. Ich bin sicher, dass Sport für Patienten mit anderen Krebsformen ebenso hilfreich ist.)

Schon vier Wochen leichte Bewegung, zum Beispiel mit Hatha-Yoga, ließen Patienten besser schlafen und damit die Müdigkeit zurückgehen, was die Lebensqualität erhöhte.[3] Auch gezieltes Walking, das von der Journalistin, Krebsüberlebenden und Profiwalkerin Carolyn Scott Kortge seit Langem empfohlen wird, lindert Schmerzen und verbessert den Gesundheitszustand insgesamt.

Je nach Erkrankung und Behandlungsphase sollten Sie jedoch Folgendes bedenken. Wenn die Behandlung in vollem Gange ist, spricht nichts gegen eine gewisse Erholungsphase. Patienten mit starker, akuter Anämie sollten mit sportlicher Betätigung ebenfalls abwarten, um ihr Herz nicht übermäßig zu belasten (bei chronischer Anämie kann man sich allmählich an körperliche Betätigung gewöhnen). Wer an Osteoporose leidet, sollte die Sportart mit dem Arzt besprechen und mit Krafttraining beginnen. Bei Nervenschäden lassen sich – je nach Schädigung – bestimmte Übungen unter Umständen nicht schmerzfrei durchführen.

Was den Paaraspekt betrifft, so fielen die von mir interviewten Paare in zwei Kategorien, Aktive und Inaktive. Bei aktiven Paaren fungierte in der Regel mindestens einer als »Antreiber«, der auf gemeinsamer sportlicher Betätigung beharrte und diese einforderte, von Wandern, Schwimmen und Radfahren bis hin zu Aerobic-Kursen und anderem Sport. Manchmal reichte bei widrigem Wetter bereits der Gang durch das Einkaufszentrum, oder man bewegte sich zu Hause zu YouTube-Videos, DVDs oder Fitnessprogrammen im Fernsehen.

Eine meiner Interviewpartnerinnen, JoAnn McClure, verriet mir, dass sie nach dem Brustkrebs auch noch Darmkrebs entwickelte und daher irgendwann einen künstlichen Darmausgang hatte. Sie litt an chronischer Erschöpfung. »Ich liege am liebsten einfach auf der Couch, weil das so guttut«, sagte sie. Bei ihr war der Ehemann der Motor, der darauf bestand, dass sie aufstand und sich bewegte. Häufig schloss er sich auch an. Auf seinen Wunsch hin gingen sie jeden Tag aus dem Haus. Als ich mit ihr sprach, sagte sie: »Heute war es ›der ganze Weg bis zum Supermarkt‹. Man muss einfach etwas tun.«

Die inaktiven Paare waren entweder schon vorher nie sonderlich aktiv gewesen, oder es war der aktivere Partner, der jetzt träge und müde war. In solchen Fällen fiel die Motivation sehr schwer. Andererseits ist dies genau der Zeitpunkt, an dem es darauf ankommt.

Bei Sport ist die Anfangsphase immer die schwierigste. Wichtig ist erstens, dass Sie es langsam angehen lassen! Ein guter

Anfang sind Spaziergänge oder Hockergymnastik. Auch ein Schwimmbadbesuch kann guttun, weil der Auftrieb das Bewegen erleichtert.

Zweitens sollten Sie sich gemeinsam aufraffen. Eine Zeit lang (und eine ganze Weile nach der Behandlung) machten Terry und ich beim Fernsehen Calisthenics, eine bestimmte Form von Training mit dem eigenen Körpergewicht. Wir arbeiteten uns stufenweise hoch, bis wir das volle, ziemlich straffe Programm P90X schafften, das recht beliebt war. Mit 50 bis 60 Minuten täglichem Training über drei Monate hinweg konnten wir beide Gewicht abbauen und unseren Körper in Form bringen. Im Rückblick betrachtet motivierten wir uns ständig gegenseitig, obwohl sie mitunter meine schlechte Kondition bemängelte oder sich darüber lustig machte, wie ungelenkig ich bin. Wer solche kleinen Sticheleien nicht krummnimmt, kann sich an den vielen Vorzügen sportlicher Betätigung erfreuen.

Drittens lautet die Devise: Dabeibleiben. Jeden Tag von Neuem.

Seien Sie geduldig bei der Neuverteilung der Rollen, vor allem im Haushalt

Ich bringe ihm bei, wie man kocht und putzt und die Wäsche richtig behandelt (anfangs ging das noch schief). Ich glaube, er wird noch ein guter Koch, und er hält das Haus sauber. Ihm war nicht bewusst, was ich all die Jahre geleistet habe.

JoAnn McClure

Als ich nach meiner Lymphknotenoperation nach Hause kam,
stand ich mittags am Herd und kochte für meinen Mann. Meine
Tochter kam herein und meinte: »Papa, findest du nicht, dass
hier etwas verkehrt ist?« Und er sagte: »Nein!« (Lacht.)

Barbara Janzen

Der Krebs zwingt Paare oft zu einer Neuverteilung der häuslichen Aufgaben. Während der Interviews für dieses Buch fragte ich meine Gesprächspartner, ob es bei ihnen infolge der Erkrankung zu Rollenveränderungen gekommen sei. Die Reaktion war etliche Male betretenes Schweigen. Und dann folgten die Geschichten, wieso sie einander angebrüllt, missbilligend mit der Zunge geschnalzt oder die Augen verdreht hatten.

Die Paare erzählten mir beispielsweise, dass sie einander beigebracht hätten, wie man Rechnungen online begleicht, den Rasenmäher bedient oder – meine Lieblingsanekdote – mit einem Bootsanhänger rückwärtsfährt. Solche Neuzuweisungen von Aufgaben verlaufen nicht immer reibungslos. Es ist erstaunlich, wenn einem bewusst wird, wie geduldig man gegenüber Freunden (oder sogar Haustieren!) ist, denen man etwas Neues beibringt, und wie wenig nachsichtig man mit dem eigenen Lebensgefährten umgeht.

Sobald es darum geht, einen Partner an etwas Neues heranzuführen, bitte ich den »Lehrmeister« in der Beziehung gern, sich vorzustellen, sie wären wieder in der romantischen Anfangsphase und frisch verliebt. Dieser Trick verhilft mitunter beiden zur erforderlichen Geduld.

Nach dieser Einleitung hätte ich ein paar Leitlinien für den »Lehrer«.

1. **Nicht selbst zugreifen.** Wenn meine Frau die Fernbedienung in die Hand nimmt, ist sie langsam. Es dauert ewig, bis sie das gefunden hat, was sie sucht. Sie geht die Optionen am liebsten Schritt für Schritt durch und liest alles durch, bevor sie sich entscheidet. Ich hingegen weiß, wo die Kanäle liegen, die ich erreichen will, und drücke gleich die richtigen Nummern. Letztlich braucht meine Frau jedoch nur drei Sekunden länger als ich, bis sie das richtige Programm hat. Diese drei Sekunden meines Lebens bekomme ich zwar nie wieder, aber wenn ich mir jetzt die Fernbedienung schnappe und sage: »Ach, lass mich das machen!« (schon mal gehört?), sind die Folgen viel verheerender, als wenn ich stillhalte. Dasselbe gilt für den Umgang mit der Wäsche, das Bezahlen von Rechnungen oder das Rückwärtsfahren mit dem Bootsanhänger. Solange der Partner oder die Partnerin nichts Gefährliches anstellt, sollten wir ihr Durchwursteln hinnehmen. Schließlich ist noch kein Meister vom Himmel gefallen!

2. **Für jeden technischen Hinweis sollten Sie zwei lobende Sätze einflechten.** Denken Sie an einen guten Sportlehrer oder Trainer, der auch die weniger sportlichen Kandidaten ins Boot holt. Solche Menschen können unglaublich motivierend sein! Für jeden Zuruf wie »Guck den Ball an!« oder »Rücken gerade!« kommen zwei Sätze wie »Genau!« oder »Gut gemacht« oder »Gleich hast du's!« oder »Das war besser«.

3. **Akzeptieren Sie, dass man die meisten Aufgaben auch auf andere Weise lösen kann.** Dr. Lisa Sinz, eine Freundin von mir, leitet ein Labor für medizinische Simulationen, wo Beschäftigte

aus dem Gesundheitswesen lernen, wie man bestimmte Tätigkeiten ausführt – vom Durchspülen einer PICC-Line (einfach) bis zum Intubieren eines Patienten (schwierig). Ihr fiel auf, dass Ärzte und Pflegepersonal häufig selbst einfache Aufgaben auf eine ganz bestimmte Weise erledigen. Sie alle glauben, dass ihre Vorgehensweise absolut richtig und *oft die einzige Möglichkeit* sei. »Aber weißt du, was?«, meinte sie zu mir. »Es funktioniert alles.« Höchstwahrscheinlich macht Ihr Partner manches anders als Sie. Das ist in Ordnung. Es kann auch so gehen.

Der Lernende wiederum muss häufig akzeptieren, dass er nicht unbedingt auf Anhieb weiß, wie etwas gut klappt. Verblüffend viele Erwachsene sperren sich über Jahre erfolgreich dagegen, etwas Neues zu lernen. Deshalb reagieren wir ungeduldig, wenn uns etwas nicht gleich perfekt von der Hand geht. Außerdem ändern sich manche Dinge mit der Zeit. Denken Sie nur an moderne Waschmaschinen. Früher hatten die Geräte eine Programmwahl und einen Startknopf. Moderne Maschinen hingegen bieten bis zu 100 verschiedene Programmvarianten an, sodass man sich bei der Bedienung ins Cockpit eines Jets versetzt fühlt, obwohl man nur ganz simpel eine Jeans waschen will.

Beim Online-Banking muss man sich mit Menüs und Sicherheitsvorgaben auseinandersetzen, anstatt mal eben einen Überweisungsträger in der Bank abzugeben. So werden die einfachsten Dinge des Lebens kompliziert, und es ist wichtig, uns und unseren Angehörigen gegenüber geduldig zu bleiben.

Kein Streit ums Essen

Ich habe für Nancy gekocht. Das war für unsere Gesundheit vermutlich noch schlimmer als der Krebs.

Bob N.

Ich habe zum ersten Mal gesehen, wie er in Panik geriet. Wissen Sie, normalerweise ist er ... sehr, sehr ruhig, aber als ich am Ende war und einfach nichts mehr zu mir nahm, das machte ihm schwer zu schaffen.

Nancy N.

Essen spielt für viele Menschen eine zentrale Rolle. Viele Beziehungen beginnen beim gemeinsamen Essen. Wir laden einander ein und bekochen uns. Oder wir plaudern über unsere Lieblingsgerichte und köstliche Desserts. In dem Broadwaystück »Das Haus der blauen Blätter« von John Guare, das 1966 auf die Bühne kam, zeigt sich die weibliche Hauptfigur zwar bereit zum vorehelichen Sex, weigert sich jedoch, ihren Mann vor der Hochzeit zu bekochen. Stattdessen zeigt sie ihm ein Fotoalbum mit all den köstlichen Gerichten, die sie beherrscht. Und schon beißt er an.[4]

Im Restaurant kann man einen intensiveren Flirt daran erkennen, dass Paare ihr Essen teilen – besonders wenn sie sich gegenseitig füttern. Eine Gabel, die quer über den Tisch gereicht wird, ist ein klares Zeichen, dass der Funke der Romantik glüht.

Im ersten Semester beherrschte ich gerade mal die Zubereitung von japanischen Ramen-Nudeln und Tiefkühlgerichten, außerdem Fleischpasteten, Lasagne und anderen grässlichen Fertigpapp. Die Kommilitoninnen, mit denen ich ausging, verfügten über vergleichbare kulinarische Fertigkeiten. Dann aber traf ich Terry, die mich zum Abendessen einlud. Wir saßen in ihrem kleinen Haus an einem richtigen Tisch mit einem richtigen Tischtuch und richtigem Geschirr. Dann gab es *Pollo Cacciatore* mit glasierten grünen Bohnen und kubanischem Reis. Alles dampfte verlockend, und auf ihrer Schürze stand in fetten Buchstaben der Aufdruck: »Queen of the Kitchen«. Es war phänomenal.

Essen ist auch ein wichtiger Teil unserer kulturellen Tradition. Jede Kultur pflegt »ihre« Gerichte, das, womit wir aufgewachsen sind und was vielleicht schon unsere Großeltern gegessen haben. Auf diese Weise fühlen wir uns unseren Familien und unserer Herkunft verbunden. Viele Familien kommen regelmäßig zum Essen zusammen und führen dabei die wichtigsten Gespräche.

Essen kann auch Trost spenden. Bei Terrys Krebsdiagnose kochte eine Arbeitskollegin regelmäßig für uns.

Es sollte einen daher kaum überraschen, dass eine Veränderung unserer Essgewohnheiten während der Behandlung den Partner tief treffen kann.

Die Nahrungsaufnahme zählt außerdem zu den wenigen Bereichen im Leben, wo wir noch das Gefühl der Selbstbestimmung haben, und manche Stimmen behaupten, wir könnten über unsere Ernährung den Krebs bekämpfen oder uns durch falsche Lebensmittel Schaden zufügen. In der Tat untermauern bestimmte Daten, dass Ernährungsumstellungen bereits existierende Krebserkrankungen beeinflussen können. Gerald Krystal von der Universität British Columbia untersuchte Mäuse, denen Krebszellen implantiert wurden und die anschließend unterschiedliche Nahrung erhielten. Das eine Futter bestand etwa zur Hälfte aus

Kohlenhydraten und zu je einem Viertel aus Proteinen und Fett. Die zweite Gruppe erhielt ein Futter, das zu mehr als der Hälfte aus Proteinen bestand, zu einem Viertel aus Fett und weniger als einem Viertel Kohlenhydraten. Dieser zweiten Gruppe erging es weitaus besser.

Tatsächlich starben 70 Prozent der Mäuse aus der ersten Gruppe an Krebs – im Gegensatz zu nur 30 Prozent aus der zweiten. Darüber hinaus hatte über die Hälfte der krebskranken Mäuse aus Gruppe zwei nach wie vor eine normale Lebenserwartung.[5] Krystal und seine Kollegen stellen eine einfache Hypothese zur Diskussion: Dass Krebszellen ihre Energie aus Glukose (Zucker) beziehen, und dass die proteinreiche Ernährung ihnen die nötige Energie entzieht und sie aushungert. Andere Forscher sind der Ansicht, dass auch die Art der Proteine eine Rolle spielt. Pflanzliche Proteine könnten hilfreicher sein als tierische, welche das Risiko für Lungen- und Darmkrebs zu erhöhen scheinen.

Da manche Paare Fischöl erwähnten, schiebe ich hierzu einen Extraabschnitt ein. Der Vorteil an Fischöl ist sein Gehalt an Omega-3-Fettsäuren (die auch in Walnüssen stecken).[6] Hier geht es insbesondere um die Docosahexaensäure (DHA), die offenbar erhöhte Leukozytenzahlen (Leukozytose), die Entzündungsneigung insgesamt und oxidativen Stress eindämmt, also verschiedene Prozesse, die an der Tumorentstehung mitbeteiligt sind.[7] Trotz interessanter Ergebnisse kommen groß angelegte Metaanalysen bezüglich der Omega-3-Säuren zu unterschiedlichen Ergebnissen, und ihr Einfluss auf die Erkrankungswahrscheinlichkeit, das Tumorwachstum und die Sterblichkeitsrate ist nach wie vor umstritten.[8]

Zur Krebsvorbeugung und -behandlung werden oft die folgenden Lebensmittel empfohlen: Beeren, Bohnen, grünes Blattgemüse, Knoblauch, Leinsamen, Soja (Soja ist zwar ein Phytoöstrogen, doch sein Einfluss auf östrogenempfindliche Formen von Brustkrebs ist noch nicht abschließend geklärt), Tee (besonders Grüntee), Tomaten, Trauben und Vollkorn. Die Datenlage kann mit den Empfehlungen allerdings nicht Schritt halten. Neben den oben genannten Studien und Informationen zu den bekannten Risiken der Fettleibigkeit gibt es bisher keine eindeutigen wissenschaftlichen Studien zur Verbindung zwischen bestimmten Lebensmitteln und Krebs. Industriell verarbeitete Fleisch- und Wurstwaren stehen in Verdacht, Krebs zu verschlimmern, aber auch dies ist bisher nicht sicher.

Dummerweise ist eine Ernährungsumstellung zu einem Zeitpunkt, wo der Krebs und die Behandlungen bereits unseren Geschmackssinn beeinträchtigt, den Appetit verändert und unsere Fähigkeit, andere Freuden zu genießen, geschmälert haben, nicht gerade unproblematisch. Nach Operationen können die Schmerzmittel (zum Beispiel Morphium) die Darmtätigkeit verlangsamen, was Blähungen hervorruft und den Appetit mindert. Aphthen im Mund nach einer Chemotherapie, die das Immunsystem attackiert, können Schmerzen beim Essen hervorrufen. Bestrahlungen können die Speichelproduktion verändern, den Mund austrocknen und Übelkeit, Erbrechen oder Durchfall verursachen.

Patienten mit bösartigen Neubildungen im Magen-Darm-Bereich haben mit weiteren Schwierigkeiten zu kämpfen. Tumoren in Magen oder Darm können die Nährstoffverwertung des Körpers verändern. Dann scheint der Erkrankte zwar genug zu essen, aber der Körper kann die Nährstoffe nicht mehr aufnehmen.

Manche Medikamente erschweren das Schlucken. Bestrahlungen im Hals- oder Mundbereich (oder Ganzkörperbestrahlungen) können die Speichelsekretion erhöhen, weil sich die Speicheldrüsen entzünden. Und diejenigen unter uns, die eine Chemotherapie oder bestimmte Formen der Hals- und Kopfbestrahlung hinter sich haben, wissen, dass die Behandlung unseren Geschmackssinn stören kann. Wie meine Interviewpartnerin JoAnn McClure sagte: »Alles schmeckt wie Sägemehl.«

Schließlich geht bei Patienten mit fortgeschrittenem Krebs fast immer der Appetit verloren. Bei Lungenkrebs, Bauchspeicheldrüsenkrebs, aber auch Magen- und Darmkrebs kann sich ein Symptomkomplex einstellen, der als Kachexie bezeichnet wird. Hier geht Appetitverlust mit Gewichtsverlust, Muskelabbau und starker Müdigkeit einher. Ziehen Sie eine auf Krebs spezialisierte Ernährungsberaterin hinzu, um die nötigen Nährstoffe notfalls über Ergänzungsmittel zuzuführen.

Auseinandersetzungen über das Essen sind bei betroffenen Paaren leider verbreitet. Unser Leben lang konnten wir selbst bestimmen, was wir essen und was nicht. Deshalb gehen die gesunden Partner natürlich davon aus, dass die Patienten nach wie vor entscheiden können, was und wie viel sie zu sich nehmen möchten, und versuchen alles, um sie zu vermehrtem Essen zu bewegen. Appetitverlust deutet der gesunde Partner manchmal als »Aufgeben«, nicht als eine zu erwartende Begleiterscheinung von Krankheit und Therapie.

Bitte verzichten Sie darauf, ums Essen zu streiten, zu nörgeln oder einander das Leben schwerzumachen. Das ist destruktiv, verbessert nur selten den Appetit und signalisiert dem Patienten, dass der oder die andere keine Ahnung hat, wie herausfordernd diese Erkrankung ist. Da ich selbst von massivem Appetitverlust betroffen war, kann ich Ihnen versichern, dass auch noch so viel Schmeicheln nichts hilft.

Für viele Lebensgefährten ist das gemeinsame Essen ein wichtiger Bestandteil ihres Zusammenlebens. Der Appetitverlust kann dazu führen, dass man sich weniger verbunden fühlt, weil man die Zeit, die man früher gemeinsam verbracht hat, jetzt mit anderen Dingen füllt. Der Mann einer Frau mit Eierstockkrebs berichtete, er hätte gegessen, während sie »quer durch eBay surfte«. Ich rate dringend dazu, sich auch weiter bewusst Zeit füreinander zu nehmen. Manchmal muss man diese Zeit allerdings außerhalb der Küche verbringen und vielleicht auch, nachdem der andere gegessen hat. Wenn wir es seit Jahren gewohnt sind, unser Lieblingsessen gemeinsam zuzubereiten und hinterher auch die Küche zusammen aufzuräumen, kann das ziemlich irritierend sein.

Auf Webseiten von Leuten, die nie selbst eine Chemotherapie oder Bestrahlung erlebt haben, finden Sie häufig den Rat, keine stark gewürzten, süßen oder fetten Dinge zu essen. Ich finde zwar auch, dass eine Krebserkrankung ein guter Zeitpunkt ist, die eigene Ernährung zu überprüfen und sich an schmackhaftes *und* gesundes Essen zu gewöhnen, aber Nahrung ist nach wie vor mehr als Treibstoff. Sie kann belohnen, verführen oder ablenken. Als ich meine Geschmacksknospen verlor, entwickelte ich eine Vorliebe für stark gewürzte Gerichte. Die konnte ich nämlich noch schmecken! Scharfe Saucen liebe ich erst seit einer ganz besonders unangenehmen Chemotherapie.

Bob N. fand die perfekte Antwort auf den Appetitverlust seiner Frau, wie sie fand: »Nach fünf Esslöffeln war ich pappsatt. Ich hätte unmöglich noch einen Löffel runterbringen können … Dann sagte er: ›Gut, ich trag's nach unten, und wenn du später noch etwas möchtest, stelle ich es in die Mikrowelle und hole es wieder hoch.‹«

Ein ganz anderes Thema stellt eine plötzliche Gewichtszunahme des Patienten dar. Hierzu möchte ich eine kleine Geschichte erzählen:

Terry kommt aus der Krebsklinik, als wäre ihr gerade Hafturlaub gewährt worden. Sie blinzelt in die Sonne von Arizona. Ich warte im Auto, sie steigt ein und nagt an ihrer Lippe. Bestimmt ist ihr übel. Ich spüre noch heute, wie flau ich mich nach der Chemotherapie fühlte. *Am besten bringe ich sie möglichst schnell heim, damit sie sich ausruhen kann.* Ich lege also den Gang ein, und wir fahren auf die nächste Kreuzung zu.

»Cheeseburger«, sagt sie.

Wie bitte?

»Halte bei McTrashald's.«

»Wirklich?«

»Ich will einen Riesencheeseburger. Oder zwei.«

»Du hattest gerade Chemo. Ist dir nicht schlecht?«

»Doch. Na und? Ich will einen Cheeseburger.«

Wie viele Frauen aus unserem Freundeskreis achtet Terry sehr auf ihr Gewicht. Wir legen Wert auf eine gesunde Ernährung und essen praktisch kein Fastfood. Bei McTrashald's waren wir seit Jahren nicht.

»Es ist grün«, stellt sie fest.

Wir fahren über die Campbell Avenue nach Fort Lowell, wo

ein großer McTrashald's steht. Ich erwarte, dass sie ihre Meinung noch einmal ändert. »Du weißt, dass die Chemo später richtig einsetzt. Es wird dir noch schlechter gehen. Dahinten gibt es Salate …«

»Nimm nicht die falsche Abbiegung. Nicht zu früh abbiegen! Du fährst noch vorbei«, sagt sie. Ich reihe mich in der Drive-in-Schlange ein. Terry beugt sich vor und liest das Angebot.

Als eine körperlose Stimme unsere Bestellung aufnimmt, hat Terry sich bereits entschieden: »Einen doppelten Cheeseburger, eine große Portion Pommes, eine große Diät-Cola und einen Schokoshake.« Dann sieht sie mich an. »Willst du auch was?«

Zwei Schweineschnitzel, eine Roulade, einen Fleischspieß und ein richtig fettes Steak.

»Äh, ich glaube, einen kleinen Hamburger.«

»Er nimmt den doppelten Cheeseburger«, sagte sie so laut, als wäre das Mikrofon unter Wasser. Dann flüstert sie: »Hör mal, wenn ich derart viel Gift in meinen Körper lasse, und ich *hasse* das, dann schadet es meiner Leber auch nicht, wenn ich noch ein bisschen mehr Gift dazupacke, das ich mag. Zum Ausgleich.«

Das ist total unlogisch. Schließlich wirke ich seit Jahren an einem alternativen Behandlungsschema mit, das die optimale Kombination aus konventioneller und alternativer Medizin sucht. Die Ernährung gehört zu den ersten Dingen, die wir verändern möchten. Und sie weiß das alles. Sie ist Expertin in Sachen Ernährung. Ehrlich gesagt bin ich ein wenig nervös, dass einer meiner selbstverwirklichten Yoga-Guru-Diät-Kollegen uns hier im Drive-in sehen könnte.

»Guck nicht so, als hätte ich gerade deinen Ashram abgefackelt. Bezahl lieber«, verlangt Terry.

Ich zahle und erhalte von der Bedienung eine große Tüte verführerisches Gift. Den Shake reicht sie Terry mit beiden Händen durch das Wagenfenster. Er passt in keinen unserer Getränkehalter, weil er eher ein Sprungbrett als Unterlage bräuchte. Endlich sind wir draußen. Erleichtert fädele ich mich in den Verkehr ein. Wenn uns jetzt einer sieht, kann ich behaupten, wir hätten uns verfahren.

Unterwegs höre ich aus Terrys Richtung zufriedenes Schmatzen. »Mein ganzes Erwachsenenleben habe ich mich wegen diesem Zeug verrückt gemacht, und jetzt sieh mich an. Brustkrebs. Da können wir auch hin und wieder in die Höhle … ach, ist das gut!«, sagte sie, während die verlockenden Düfte aus der Fabrik durch das Auto wabern und sie eine Tüte Pommes frites auf dem umgedrehten lila Sandeimer balanciert, den ich mitgenommen habe, falls ihr übel wird.

Ich war dagegen. Ich wollte, dass sie mit aller Kraft gegen den Krebs ankämpfte. Dazu gehörte auch die Ernährung. Aber sie hatte das Bedürfnis, sich an ihrem Körper zu erfreuen, der sich derart veränderte. Dieses eine Mal den Mund zu halten war wohl das Klügste, was ich tun konnte.

Es stimmt. Viele Patienten nehmen während der Behandlung zu. Vor allem eine Chemotherapie schränkt häufig die Aktivität ein und verändert den Stoffwechsel. Das ist nicht ideal für die Gesundheit, aber über das Gewicht zu streiten kann einen zerstörerischen Einfluss auf die Beziehung haben, hier sollte man also abwägen.

Proaktiver Umgang mit dem Chemohirn

An diesem Punkt lebte ich bloß noch im Nebel und setzte einen Fuß vor den anderen.

Linda Spence

Man hat dieses Chemohirndings, das heißt, ich komme zum Beispiel aus dem Sprechzimmer und frage mich: »Hat er eben das und das gesagt?« Deshalb war es gut, dass er zugehört hat.

Priscilla Labonte

Wenn er durcheinander ist, versuche ich zu verhindern, dass jemand ihn so sieht. Ich weiß nicht genau, warum, aber irgendwie will ich nicht, dass die Leute sich unwohl fühlen, und ich will auch nicht, dass ihm später klar wird, dass es eine unangenehme Situation war.

Jody Price

Ich weiß noch, wie ich an einem windigen Wintertag mit meiner Frau in den Chemotherapiebereich von Stanford kam und mich dem Mann neben mir vorstellte, der mich daraufhin verwirrt anblinzelte. »Der ist ja komisch«, dachte ich. Meine Frau stupste mich von der Seite an. »Was ist?«, sagte ich. »Ich bin doch bloß freundlich.«

»Ihr habt euch gestern eine Stunde unterhalten. Das ist Jeff! Weißt du das nicht mehr?«

Ich konnte mich nicht daran erinnern. Das Medikament, das ich vor der Chemotherapie erhalten hatte, Lorazepam, hatte diesen Tag komplett aus meinem Gedächtnis gelöscht. Was meiner Frau offenbar peinlich war.

Welche Mechanismen dem sogenannten Chemohirn zugrunde liegen, ist noch nicht vollständig geklärt. Bisher wurden Zusammenhänge mit Gefäßverletzungen, überschießende Entzündungsreaktionen und Toxizität von Neuronen in Strukturen, die eine Schlüsselrolle für Wahrnehmung, Gedächtnis und Verarbeitungstempo spielen, untersucht, aber das Thema ist auch für Wissenschaftler nur schwer zu durchschauen. Unabhängig von den körperlichen Mechanismen ist es jedoch eine Tatsache, dass viele Medikamente, die für die Chemotherapie direkt oder zur Linderung ihrer Nebenwirkungen eingesetzt werden, das Denkvermögen beeinträchtigen.

Besonders berüchtigt sind Mittel wie Hydroxycarbamid, hoch dosiertes Ifosfamid und Methotrexat, aber auch andere wie hoch dosiertes Interleukin-2 und Interferon fallen in diese Kategorie. Arzneimittel, die uns helfen sollen, mit den Nebenwirkungen der Chemotherapie fertigzuwerden – wie bei mir damals das Lorazepam –, oder Mittel gegen Schmerzen, Schlafstörungen, Herzprobleme oder Magenbeschwerden können ebenfalls desorientierend wirken.

Auch gewisse körperliche Begleiterscheinungen der Krebserkrankungen können die Verwirrung steigern. Am häufigsten ist wohl die Schlaflosigkeit. Schlafmangel kann das Denkvermögen beeinträchtigen und Stress vergrößern – Schlafstörungen verschlimmern alles. Häufig treten Dehydrierung, Kalziumüberschuss oder Natriummangel, Anämie, Herzprobleme, Blutvergiftungen, Schilddrüsenprobleme oder Hormonstörungen auf, und natürlich können auch Hirnmetastasen eine Desorientierung auslösen.

Hinzu kommt der Stress. Solange wir unter Stress stehen oder uns Sorgen machen, steht für andere Denkprozesse weniger Arbeitsspeicher zur Verfügung. Deshalb verlieren wir unsere Schlüssel, vergessen Telefonnummern und finden nicht die richtigen Worte.

Anhaltende erhebliche kognitive Veränderungen sollten vom Fachmann untersucht werden. Eine gewisse Verwirrtheit während des Krankheitsverlaufs ist jedoch normal.[9] Prägen Sie sich gut ein, dass eine derartige Verwirrung nicht bedeutet, dass in Ihrem Gehirn etwas Schreckliches vorgeht. Wahrscheinlich ist es nur das Chemohirn, also eine vorübergehende Veränderung der kognitiven Fähigkeiten. Aber auch wenn das Chemohirn häufig ist, heißt das nicht, dass es den Partner nicht verrückt macht.

Ich rate allen Paaren dazu, dieses Thema gemeinsam anzugehen. Schreiben Sie insbesondere alles auf. Dazu brauchen Sie ein Notizbuch, wo Sie Arzneimittel, Nebenwirkungen und Versicherungsinformationen eintragen. Auch Medikamentenkästchen können eine große Hilfe sein. Unter Umständen benötigen wir Unterstützung beim Kochen und Fahren, und natürlich hilft es, sich zum Arzt begleiten zu lassen. Ein Mann aus Maryland, Ted Kennedy, erzählte mit leiser Stimme, dass seine Frau als Patientin bei den Arztgesprächen oft kein Wort sagte, weil die ganze Sache sie so überwältigte. Sein Vorschlag lautete: »Nimm bei jedem Arzttermin einen Schreibblock mit und scheu dich nicht, Fragen zu stellen.«

Pflegen Sie gute Gewohnheiten. Bewahren Sie Schlüssel, Handtasche, Brieftasche oder Schuhe immer am selben Ort auf. Im Zweifelsfall können solche festen Vorgaben uns unterstützen. Auch ausreichend Bewegung und Schlaf sollten zur Gewohnheit zählen.

Schalten Sie einen Gang zurück. Schluss mit Multitasking. Kein Telefonieren beim Fahren, egal, wie gut Sie technisch ausgerüstet sind. Sortieren Sie beim Essen nicht die Rechnungen. Wenn wir uns darauf konzentrieren, immer eins nach dem anderen zu tun, behalten wir in kritischen Situationen leichter die Übersicht.

Setzen Sie einander nicht unter Druck. Eine Krebserkrankung bedeutet viel Stress, und wenn der andere dann etwas vergisst, reagiert man vielleicht frustriert. Besonders herausfordernd ist der Spagat zwischen der Behandlung und den üblichen Dingen des Lebens, die nicht einfach aufhören, nur weil der Krebs an die Tür klopft. Unbezahlte Rechnungen, vergessene Nachrichten auf dem Anrufbeantworter und verlorene Schlüssel waren in meinen Interviews die häufigsten Klagen. Für die Partner ist das hart, weil sie am Ende noch mehr Arbeit haben – sie müssen neue Termine vereinbaren, die verlorenen Dinge wiederfinden oder hektisch herumtelefonieren, damit Gas, Telefon oder Strom nicht gekappt werden. Andererseits passiert so etwas ja nicht mit Absicht. Jetzt seinem Ärger Luft zu machen vergrößert nur das Problem.

Der letzte Punkt ist ebenfalls nicht leicht:

Bitten Sie um die Hilfe, die Sie brauchen. Wenn Freunde oder Angehörige bei konkreten Aufgaben helfen können – zum Beispiel Zahlungstermine im Auge behalten –, wo wir den Überblick verlieren, sollte man sie jetzt einbeziehen. Das fällt vielen schwer, weil wir für diese Hilfe Privates offenlegen und Kontrolle abgeben müssen, aber »wenn meine Birne nicht funktioniert«, wie eine Patientin es ausdrückte, »brauche ich den Grips eines anderen«.

Es schadet gar nichts, solche Dinge mit Humor zu nehmen. Eine Frau, die im Wartezimmer neben uns saß, erzählte, dass ihr

Mann – der Patient – ein Glückspilz sei. Sie nickte zu ihm hin, doch er schüttelte den Kopf, als wolle er sagen: *Nicht schon wieder diese Geschichte.*

»Die Chemotherapie hat ihn so durcheinandergebracht, dass er unser Haus in Brand gesetzt hat, weil er vergessen hatte, dass er am Kochen war.«

Ich fragte: »Und was war das Glück dabei?«

Er sah uns an. »Ich hatte auch vergessen, oben das Wasser für die Badewanne wieder abzustellen. Es lief durch die Decke und löschte das Feuer. Alles kein Problem.« Dabei hob er die Hand, als wolle er damit die Flammen ausklopfen, und beide fingen an zu lachen.

Für Krebspatienten:
Es dreht sich nicht alles nur um Sie

Krebs trifft nicht nur einen, er triff das Paar.
Penny Carruth

Manchmal geraten Leute so richtig in diese Schiene hinein:
»Ich bin das Zentrum der Welt, alle müssen mir beistehen«, und
vergessen dabei, dass auch andere Dinge weitergehen müssen.
Helen Kelley

Manchmal fühlst du dich ein bisschen schuldig,
weil du ja gesund bist.
Jody Price

Es war hart. Ich lasse ihn nicht gern allein. Ich löse mich nur sehr ungern von seinem Bett. Aber ich brauche hin und wieder eine Pause. Das ist wichtig.

Valree Milson

Diese Botschaft geht in aller Deutlichkeit an alle Patienten. Dass wir diejenigen sind, die das körperliche Leid erdulden, heißt nicht, dass wir die Einzigen sind, die leiden. Ich kenne beide Seiten der Medaille, und keine ist angenehm. Krebs trifft auch alle, die den Kranken unterstützen, und dieses Team muss unterwegs Wasserflaschen erhalten, um den ganzen Marathon durchzustehen. Dieser Aspekt ist nicht zu vernachlässigen.

Der Krebsverlauf ist in der Regel schwankend, das heißt, unser körperlicher und seelischer Zustand ist nicht die ganze Zeit gleich. Am Tag der Chemotherapie oder am Tag darauf geht es uns vielleicht rundum schlecht, aber drei Tage später kann das Befinden prächtig sein. Einen Tag zwingen uns depressive Verstimmungen in die Knie, am anderen haben wir wieder Hoffnung und neue Energie.

Ein Teil davon ist vorhersehbar und geht mit dem Krankheitsverlauf einher. Es gibt jedoch nicht immer ein festes Muster. Wenn es uns grässlich geht, haben wir vielleicht das Bedürfnis nach der körperlichen und emotionalen Nähe des Partners. Sobald wir uns gut fühlen, möchten wir viel lieber zur Arbeit gehen oder völlig unabhängig sein.

Manche Patienten reagieren auf diese Wechselhaftigkeit, indem sie verlangen, dass ihr Partner unablässig bei ihnen ist oder ihnen jeden Wunsch erfüllt. Das kann den anderen stark einschränken. Denn schließlich geht das Leben weiter. Jemand muss den Einkauf machen. Das Auto muss zum TÜV, oder die Lüftung im Bad muss repariert werden. Hinzu kommt die berufliche und finanzielle Verantwortung.

Im Idealfall schenkt der gesunde Partner dem Kranken in den schwierigsten Phasen ungeteilte Aufmerksamkeit. Sobald es uns besser geht, lassen wir ihm oder ihr die nötige Unabhängigkeit, um den Haushalt am Laufen zu halten, zur Arbeit zu gehen und auch mal wieder dem Hobby nachzugehen.

Den Angehörigen, die mir berichteten, dass sie zu wenig Pausen bekamen, ging es schlecht. Sie klangen, als könnten sie selbst Unterstützung gebrauchen. Manche entwickelten körperliche Symptome wie Kopfschmerzen, Rückenschmerzen, Nackenschmerzen, Verdauungsprobleme und sogar Veränderungen der Sehfähigkeit. Andere klagten über Schlafstörungen, Konzentrationsprobleme, Schlappheit und Appetitveränderungen.

In all diesen Fällen hatte der Erkrankte *keine Ahnung*, dass der andere derartige Probleme hatte. Das folgende Zitat des Ehemanns einer Patientin mit Eierstockkrebs ist ganz typisch: »Soll das ein Witz sein? Bei allem, was sie gerade durchmacht? Die paar Schmerzen bringen mich nicht um. Damit kann ich ihr jetzt nicht kommen. Sie hat genug mit sich selbst zu tun.« Aber erschöpfte Angehörige können niemandem mehr beistehen. Das ist keine akademische Behauptung, sondern etliche gesunde Angehörige gestanden mir, dass sie eine Zeit lang so erschöpft waren, dass gar nichts mehr ging. Um mit den Worten meiner Großmutter zu sprechen: »Wer müde ist, muss mehr schlafen. Wer Hunger hat, muss mehr essen.«

Wie bereits erwähnt gleicht Krebs einem Marathonlauf, und beide Partner müssen unterwegs ihre Wasserreserven auffüllen.

Das ist oft leichter gesagt als getan. »Manches muss eben erledigt werden! Wir müssen doch die beschützen, die wir lieben, und uns um sie kümmern.« Auch Schuldgefühle können mit hineinspielen: »Es ist ungerecht, dass es mir so gut geht, wenn meine Frau leidet!«

Es gibt noch weitere Faktoren, die verhindern, dass Angehörige sich die nötige Hilfe sichern. Da wäre zunächst die Frage, was angemessen erscheint. Braucht man wirklich eine professionelle Zahnreinigung, während der Partner seine Chemotherapie hat? Wir denken: »Wie kann ich mich mit derart trivialen Fragen abgeben, wenn gerade so wichtige Dinge passieren?« Trotzdem ist es nach wie vor wichtig, den eigenen Körper zu pflegen.

Tatsächlich sind beide Rollen unglaublich schwer und mit Schmerz verbunden. Dieser Schmerz darf uns jedoch nicht davon abhalten, unsere Aufgaben zu erledigen. Und zu unseren Aufgaben als liebender, gesunder Partner gehört, dass wir so gut auf uns achten, dass wir weiter funktionieren können. Die Unterstützung des Patienten erfordert Konzentration, Organisation und ein funktionierendes Gedächtnis. All diese Fähigkeiten leiden, sobald wir uns selbst vernachlässigen.

Die gesunden Partner müssen dem Krebskranken vielleicht erklären, dass sie eine Pause brauchen. Manchmal reicht eine kurze Auszeit: »Mir ist hier drin unheimlich heiß. Ich brauche einen kleinen Spaziergang. In einer Stunde bin ich in alter Frische wieder da.« Vielleicht muss man aber auch mal ein paar Tage raus und sagt: »Ich habe deine Schwester gebeten, ein paar Tage zu uns zu kommen. Ich besuche meinen Bruder, verschaffe mir Bewegung und sorge dafür, dass ich wieder klar denken kann. Danach kann ich mich wieder richtig gut um dich kümmern.«

Ein wenig Aufmerksamkeit seitens des kranken Partners kann viel ausrichten. Während ihrer Behandlung fragte meine Frau mich mitunter, wie es *mir* ging. Das war erschütternd zartfühlend und verschaffte mir mehr Auftrieb als alles andere. Ihr Verständnis dafür, dass die Krankheit uns beiden widerfuhr, machte es leichter. Als ich selbst krank war, war ich noch nicht so reif, sodass mein Denken mehr um mich kreiste. Ich glaube nicht, dass ich sie jemals gefragt habe, wie es ihr ging. Das gilt auch für meine Eltern, die schwer zu kämpfen hatten, wie mir später klar wurde.

6. Das soziale Umfeld – Hilfe oder Belastung?

Angesichts einer Krise können uns unsere Mitmenschen unterstützen oder vieles zerstören. Manche schaffen beides. Durch geschickten Umgang mit unserem sozialen Umfeld können wir lernen, wie man die richtigen Leute um Hilfe bittet und mit denen fertigwird, die weniger hilfreich sind. Hinzu kommen diejenigen in unserem Leben, die einfach nur schwierig sind. Wer krank ist, kann sich solcher »Energieräuber« nicht so gut erwehren. Mitunter erfordert der Kampf gegen den Krebs, dass wir ungute Beziehungen, die uns auslaugen, beenden. Weil das schmerzlich sein kann, möchte ich ein paar Beispiele anführen.

Kontakte mit anderen können ausgesprochen erfüllend sein. Allerdings stellt sich die Frage, was der andere jeweils wissen sollte. Bei den Vorarbeiten zu diesem Buch zeigte sich, dass viele Paare hier unterschiedlicher Meinung sind. Mitunter fühlten Partner sich regelrecht verraten, wenn private Informationen weitergegeben wurden. Es kann Vor- und Nachteile mit sich bringen, anderen etwas über die Einzelheiten der Behandlung preiszugeben. Deshalb möchte ich Ihnen einige Kriterien an die Hand geben, mit deren Hilfe Sie gemeinsam entscheiden können, wer was erfahren darf.

Danach wenden wir uns unterstützenden Gruppen zu, ob aus dem eigenen Umfeld oder online. Ich spreche die zwiespältigen

Gefühle an, die insbesondere Männer zu Selbsthilfegruppen hegen, und versuche zu klären, was davon verständlich ist und was verloren geht, wenn man andere Menschen außen vor lässt, die bereits erlebt haben, was einem selbst noch bevorsteht.

Im letzten Teil dieses Kapitels geht es darum, wie schwer es vielen fällt, notwendige Hilfe anzunehmen. Dies zu lernen kann von entscheidender Bedeutung sein.

Nicht alle Menschen in Ihrem Leben können Sie so unterstützen, wie Sie es brauchen

Die Menschen überraschen einen. Sie haben mich überrascht. Die Hilfe kam auch nicht immer von der Seite, wo ich sie erwartet hätte. Und manchmal bekam ich gar nichts, obwohl ich damit gerechnet hatte.

Linda Spence

Wir mussten regelmäßig nach Baltimore. Bis zu meinem Ruhestand war ich Hausmeister an einer Highschool. Das war damals schon zwei Jahre her, aber einmal stand an einem Sonntag plötzlich die Sekretärin vor der Tür. Sie brachte einen Umschlag mit. Die Lehrer schenkten mir über 500 Dollar für die Fahrtkosten.

Harman Spence

Ich hatte eine junge Frau, die für mich arbeitete, und ich sage Ihnen, sie war ein Engel. Wenn ich drei Tage nach der Chemo steifbeinig und den Tränen nah hereinkam, legte sie Musik auf

und holte einen Gedichtband. Sie ließ die Kinder für mich malen
oder was auch immer tun, Hauptsache, ich kam aus meinem
furchtbaren Loch heraus und entdeckte, dass draußen die warme
Sonne schien.

Sandra Whitaker

Dass jemand aus dem eigenen Umfeld die besten Absichten hat, bedeutet nicht, dass er auch das Nötige vermag. Als wir krank waren, kamen uns zahlreiche Kommentare von Menschen mit besten Absichten zu Ohren, die uns ziemlich zu schaffen machten: »Mein Onkel Bob hatte auch die Hodgkin-Krankheit, genau wie du. Der ist allerdings gestorben.« Oder: »Ihr habt echt Glück.«

Auch die Paarbeziehung kann von anderen beeinflusst werden. Freunde, Bekannte und Kollegen können dazu beitragen, wie gut (oder schlecht) Sie mit der Krankheit klarkommen. Dabei besteht ein erheblicher Unterschied zwischen Mitleid und echter Verbundenheit. Ein Beispiel:

Terry und ich kaufen in einem völlig übelteuerten Supermarkt ein. Ihre Brustrekonstruktion ist bereits abgeschlossen, doch die Chemotherapie steht noch aus. Der Luxussupermarkt hat praktisch dasselbe Angebot wie der normale Supermarkt bei uns um die Ecke, aber hier gibt es Spitzendeckchen, Mahagoni-Regale und lange, saubere, gut beleuchtete Vitrinen. Eigentlich gehen wir eher auf der anderen Seite der Stadt einkaufen, aber hier gibt es ein gutes Pesto, und Terry möchte ein paar besondere Zutaten besorgen.

»Wenn ich schon nur noch einmal die Woche koche, will ich etwas Spezielles«, hatte sie verkündet.

Im Gang mit dem Biomüsli stößt Terry plötzlich ein lautes

Quieken aus. Ich sehe zu ihr hinüber und sehe sie und eine Unbekannte, die einander in einer Tonhöhe anquieken, die normalerweise Hunden und Fledermäusen überlassen bleibt. Offenbar kennen sie einander sehr gut. Wahrscheinlich von der Arbeit, denke ich mir.

Ich fahnde weiter nach Frühstücksflocken, die schmecken könnten, einigermaßen gesund erscheinen und bezahlbar sind. Dann bemerke ich aus dem Augenwinkel, wie Terry die Frau an der Hand nimmt und mit ihr in die entgegengesetzte Richtung abzieht.

»He!«, rufe ich.

»Oh, ich zeige Ellen bloß mein Ergebnis«, sagt sie. Das muss ich erst einmal übersetzen. Sie meint damit: *Ich zeige dieser Frau meine neuen Brüste.* Diese neuen Brüste habe noch nicht einmal ich bisher gesehen. Und jetzt spaziert meine Frau ans andere Ende des Supermarkts, wo sie hinter der Doppelschwingtür in einer Luxustoilette verschwinden, um einer Kollegin ihre neuen Rundungen zu präsentieren.

Ich stelle mir vor, wie ich nach einer Prostataoperation Francisco im Supermarkt begegne.

»Hey, Francisco, komm mit. Ich zeig dir mal, wie klasse der Chirurg zwischen meinen Bällchen und der Hintertür gewerkelt hat.«

Ziellos schlendere ich durch die Käseabteilung, wo annähernd 4000 Käsesorten in jedweder Größe ihrer Liebhaber harren. Dann durch den Kaffeegang, wo man gegen eine zweite Hypothek Kaffeebohnen erstehen kann, die von Kleinbauern in Südamerika einzeln zur Reife gepäppelt wurden.

In der Nähe der Weinabteilung tauchen Terry und ihre neue Freundin wieder auf.

»Sieht super aus«, sagt ihre Freundin zu mir. »Sie sind bestimmt begeistert.«

»Ja, klar. Ich bin auch sehr stolz auf sie«, sage ich, als hätte Alexandra gerade den Nobelpreis für Zweitklässler gewonnen. Die Frau lächelt mich an, klopft mir auf die Schulter und verschwindet zu den Gewürzen.

»Bei ihr ist es nicht ganz so gut geworden«, sagt Terry zu mir. Angesichts meines Gesichtsausdrucks fügt sie hinzu: »Ja, sie hatte auch Brustkrebs. Sie war bei McNaulty.«

»Ihr habt also gemeinsam vor dem Spiegel gestanden und euch begutachtet? Wieso habt ihr mich nicht eingeladen? In der zehnten Klasse hätte ich alles darum gegeben«, sage ich. Terry hat gelernt, derartige Bemerkungen zu ignorieren.

»Hier gibt es gute Mangos. Holst du uns welche?«, bittet sie. Und schon bin ich entlassen.

Tatsächlich kenne ich keinen anderen Bereich der Onkologie, in dem Patientinnen sich regelmäßig in dieser Form austauschen. Doch jetzt läuft Terry beschwingt weiter. Bei der Tiefkühlkost treffen wir uns wieder, also dort, wo Fertiggerichte in bunten Pappkartons den Kunden vorspiegeln, sie könnten damit im Handumdrehen ein Essen in Restaurantqualität zaubern. Ich habe starke Vorbehalte gegenüber derartigen Gaumenfreuden.

Wieder kommt eine Frau auf uns zu, die ich nicht kenne. Ich rechne mit weiterem spielerischem Geplänkel.

»Terry?« Die Frau wird blass. Ihr Hals schiebt sich langsam nach vorn. »Wie ... wie geht es dir?« Das Gesicht ist so konzentriert, als würde sie im Geiste einen 20-stelligen Sicherheitscode für ihr Bankkonto aufrufen.

»Oh«, sagt Terry. »Gut.« *Jedenfalls bis du eben das mit deinem Hals gemacht hast,* lese ich in ihrem Gesicht.

»Gut? Wirklich? Das ist ja schön. Ihr habt ja so viel durchgemacht. Oh, und das muss Dan sein«, sagt die andere. Dabei sieht sie mich an und erscheint wie der Inbegriff aus Angst und Mitleid. Ich überlege, ob wir eine Springflut überlebt haben, von der mir keiner erzählt hat.

»Wie geht es den Kindern?«

»Gut«, sagt Terry.

Um der Frau aus dem Weg zu gehen, tue ich so, als würde ich die Tiefkühlgerichte durchsehen. Das farbenfrohe Reispilaf mit Huhn und Honig-BBQ-Sauce springt mir ins Auge. Daneben wartet ein marokkanischer Eintopf, der ebenfalls appetitlich aussieht. Oder wir bleiben bei Spinatfarfalle mit Pesto.

»Oh, natürlich, ihr kauft Tiefkühlgerichte. Verständlich«, sagt die Frau und nickt.

»Nein, eigentlich wollte ich kochen«, sagt Terry.

»Genau«, sage ich. Beide sehen mich an.

»Na gut«, sagt die Frau. »Es tut mir so leid für euch.« Mit einem betrübten Lächeln zieht sie ab.

Während wir davonschlurfen, sehe ich Terry unter der niederschmetternden Last des fremden Mitleids zusammensinken. Ich möchte die spielerische Atmosphäre zurückholen, die sie eben noch erfüllte, als sie einer fast Fremden ihre Brüste zeigte, aber dieser Augenblick ist vergangen. Es liegt mir auf der Zunge, dass sie *mir* doch in der Supermarkttoilette ihre neuen Brüste zeigen könnte, aber dieses eine Mal kann ich mich beherrschen und halte den Mund.

Andere möchten uns unterstützen, aber es gibt keine gesellschaftlichen Vorgaben, was man sagen soll. Ich bin davon überzeugt, dass die Frau im Supermarkt nett und einfühlsam sein wollte. Stattdessen hat sie uns mit ihrem instinktlosen Mitleid gründlich den Tag verdorben.

Wenn Sie nicht wissen, wie Sie reagieren sollen, sollten Sie fragen, an welchem Punkt der Patient gerade steht, und dann über Alltägliches sprechen. Zum Beispiel: »Hey, ich habe gehört, dass du bald deine Chemo hast. Läuft alles?« Und dann: »Hast du schon gehört, dass Ann Jones sich mit einem Lockenstab in Brand gesetzt hat? Sie hat es gut überstanden, aber der Lockenstab ist hinüber.« Fragen Sie nicht: »Wie geht es dir?« Das führt lediglich zu dem, was eine Freundin und Brustkrebsveteranin, Kathy LaTour, mal als das »Gut-Syndrom« bezeichnete: Es gibt 50 verschiedene Arten, »gut« zu sagen, obwohl es uns kein bisschen gut geht.

Terry brauchte Leute, die sie zum Lachen brachten und ganz normal mit ihr umgingen, selbst wenn sie sich nicht immer normal fühlte. Und ich musste lernen, wie man sie in Richtung jener Freunde bugsierte, bei denen sie sich wohlfühlte und vor denen sie sich rettete, die ihr Mitleid durch komische Halsverrenkungen demonstrieren wollten.

Versuchen Sie, sich mit Leuten zu umgeben, die Ihre psychologischen Bedürfnisse erfüllen können. Das kann bedeuten, dass sich Ihr soziales Umfeld verändern wird. Die Freunde, mit denen Sie vor Ihrer Erkrankung gut zurechtkamen, sind nicht immer die gleichen, die Ihnen jetzt guttun. Deshalb beschäftigen wir uns im nächsten Abschnitt damit, wie man destruktive Beziehungen beendet.

Manchmal müssen wir Beziehungen beenden, die uns belasten

Man muss Bilanz ziehen. Manchmal heißt das auch, Beziehungen zu Leuten zu beenden, die einem das Leben schwermachen. Ich musste meine Mutter in die Schranken weisen. Sie ist sehr unglücklich, und das hat mich stets belastet. Ich musste sie einfach unglücklich bleiben lassen.

Clare Kennedy

Im turbulenten Strudel einer Krebserkrankung sitzen vielleicht Menschen auf unserem Floß, die wir uns für eine solche Krise nicht ausgesucht hätten. Im Einzelfall begreifen diese Leute nicht einmal, was mit uns los ist, und entziehen uns weiterhin wertvolle Energie und Ressourcen.

Während der Arbeit an diesem Buch habe ich mit Paaren gesprochen, die über Jahre schwierige Beziehungen hingenommen haben. Da gab es den drogensüchtigen Verwandten, der regelmäßig auf der Bildfläche erschien, um Geld für seine neueste todsichere Geschäftsidee aufzutreiben. Oder die Mutter, die sich darüber erregte, dass sie von der Schwester der Patientin angerufen wurde anstatt von deren Ehemann. Oder die erwachsene Tochter, die den Eltern die gleiche Zeit und Energie für ihr einsames Leben abverlangte wie bisher, während diese sich durch die Chemotherapie kämpften.

Es ist eine Versuchung, derartige Beziehungen wie bisher zu pflegen und Zeit und Energie hineinzustecken, selbst wenn diese wertvollen Ressourcen zur Neige gehen. Die Normalität ist immer eine Versuchung, weil sie uns zuraunt, dass unser Leben sich gar nicht verändert hat. Dass wir immer noch alles schaffen. So können wir uns beweisen, dass der Krebs uns noch nicht besiegt hat.

Dummerweise kosten uns solche Beziehungen wichtige Kraft. Wer seine Energie damit verschwendet, eine Mutter zu besänftigen, die sich nicht besänftigen lassen will, oder versucht, für den drogenabhängigen Bruder Geld aufzutreiben, achtet nicht ausreichend auf die eigenen Reserven. Obendrein scheinen derartige Beziehungen Partner bei Krebs noch mehr zu entzweien als vor der Diagnose.

Für viele Paare waren solche Beziehungen schon lange ein Reizthema. Als ich Clare Kennedy auf ihre überempfindliche Mutter ansprach, stellte ihr Mann fest, dass die Mutter schon immer so gewesen sei und Clare schon seit Jahren mehr gegeben hätte als nötig, besonders während ihrer Krankheit. Sein Ärger war selbst durch das Telefon spürbar. Er konnte nur schwer verstehen, warum man für eine derart unreife Frau so viel Zeit und Energie verschwendete. Für Clare hingegen war sie immer noch ihre Mutter. Zudem ist es anstrengend, sich abzugrenzen.

Andererseits entwickeln Patienten während der Krankheit eine neue Klarheit. Sie sehen Beziehungen und das, was wirklich zählt, in einem neuen Licht. Genau diese Perspektive schenkt uns häufig die Kraft zu sinnvollen Veränderungen. Es kann schwierig sein, auf freundliche Weise zu zeigen, dass unser Leben sich durch den Krebs verändert hat und wir nicht mehr in der Lage sind, dasselbe zu leisten wie bisher. So etwas kann mit komplexen Schuldgefühlen einhergehen, und man kommt sich wie ein Verräter vor. Es kann aber auch ungemein befreiend sein. Das Gefühl, unser Leben aus eigener Kraft gestalten zu können, während der Krebs an unserer Vitalität nagt, ist sehr befriedigend.

Manch einer hat in dieser Hinsicht sein Leben lang keine Grenzen gesetzt, niemals ein »Schluss damit« ausgesprochen. Wer das zum ersten Mal versucht, fürchtet, die Welt könnte zusammenbrechen. Aber bei den Paaren, die solche Punkte angegangen sind, war normalerweise das Gegenteil der Fall.

Wie offen sollten Sie über Ihre Krankheit oder die Ihres Partners reden?

Ich bin ein ziemlich offener Mensch, und er ist ziemlich verschlossen, deshalb wäre es ihm mitunter lieber, wenn ich öfter mal den Mund halten würde. Und manchmal wünsche ich mir, er würde seinen aufmachen und anderen etwas mitteilen.

Anna Furguson

Mein Mann führt auf der Website »Caring Bridge« einen Blog und hat dort viele Leser, also Fans ... Es gab schon Momente, wo er Dinge preisgegeben hat, die ich lieber für mich behalten hätte.

Kelly Motz

Mein Mann ist Pastor. An einem Samstag sagte ich zu ihm, ich wolle nicht, dass er über meine Diagnose spricht. Am nächsten Morgen begann seine Predigt mit: »Wir haben Krebs.« Ich war stinkwütend!

Rhonda T.

Die Auseinandersetzungen um die Privatsphäre zählten zu den heftigsten, die ich erlebte, während ich an diesem Buch arbeitete. Das folgende Beispiel ist ziemlich typisch. Ich sprach mit einer Darmkrebspatientin, die nach ihrer Operation vorübergehend einen künstlichen Darmausgang für ihre Ausscheidungen benötigte. Ihr Mann redete mit Freunden darüber, worauf sie an die Decke ging.

»Was denkst du dir eigentlich?«, fragte sie.

»Wieso?«, gab er zurück. »Das sind doch unsere Freunde.«

Ich möchte, dass Sie die Vor- und Nachteile von Offenheit verstehen, damit Sie beide Seiten der Gleichung zu schätzen wissen. Grundsätzlich plädiere ich eher für mehr Offenheit und Intimität, aber auch dies kann schädlich sein.

Beginnen wir mit dem Wert der Intimität.

Manche Wissenschaftler sind der Auffassung, dass Unabhängigkeit und Privatsphäre in unserer Kultur meist überbewertet und Beziehungen und Intimität unterbewertet werden. Unabhängigkeit ist ein Wert, der tief in unserer westlichen Kultur verwurzelt ist.

Wenn jedoch der Krebs zuschlägt, punktet niemand damit, dass er Hilfe ablehnt, anstatt sie dankbar anzunehmen. Das Universum führt in dieser Hinsicht keine Listen. Nach den ersten spontanen Hilfsangeboten unserer Freunde bleibt die Hilfe allerdings aus, wenn wir nicht offen sagen, was wir durchmachen, und uns die nötige Unterstützung sichern.

Hilfe kann vielerlei Formen annehmen. Häufig tut es gut, einfach mit anderen zu reden. Es gibt einen Grund, warum Menschen zur Beichte gehen, wenn sie etwas falsch gemacht haben, Selbsthilfegruppen aufsuchen, wenn sie etwas quält, oder sich durch Kunst und Schreiben ausdrücken.

Seit dem Beginn des 20. Jahrhunderts vertreten Psychotherapeuten die Ansicht, dass es schädlich sei, schmerzliche Ereignisse mit sich selbst auszumachen, wohingegen Reden – selbst Scherzen – guttue. Diese Auffassung ist mittlerweile von diversen Studien untermauert, wobei sich ein direkter Bezug zwischen Offenheit und Gesundheit herausschälte. Die ersten Experimente auf diesem Gebiet ergaben, dass Collegestudenten, die gebeten wurden, über die »schlimmsten Erfahrungen in ihrem Leben« zu schreiben, deutlich seltener medizinische Hilfe benötigten als andere Studenten, die per Zufallssystem Kontrollgruppen zugewiesen worden waren.[1] Neuere Untersuchungen kamen zu dem Ergebnis, dass Arbeiter mit Unterstützung weniger Fehltage haben, Arbeitslose schneller einen Job finden und Inhaftierte seltener auf der Krankenstation landen. Außerdem wurden bei Menschen, die emotionale Unterstützung erhielten, sofortige, anhaltende Verbesserungen des Immunsystems nachgewiesen bezüglich der Anzahl der T-Helferzellen – natürliche Killerzellen – und der zytotoxischen T-Zellen (Auxiliarproteine).[2] Bei vielen Erkrankungen – ob HIV-Infektion, rheumatoide Arthritis, chronisches Müdigkeitssyndrom oder Krebs – war es in den Gruppen, die sich offen ausdrückten, besser um die Gesundheit bestellt als in den jeweiligen Kontrollgruppen.[3]

Studien der Universität Stanford an Brustkrebspatientinnen ergaben, dass Frauen, die sich aktiv mit anderen zusammenschließen, einen gesünderen zirkadianen Cortisolabfall aufweisen als Frauen, die andere eher abweisen. (Der tägliche Cortisolabfall ist mit einer regelmäßigen Dosis Antistresshormon vergleichbar.) Anderen unser Herz auszuschütten tut also auch dem Körper gut.

Wenden wir uns nunmehr der Privatsphäre zu. Sie spielt eine wichtige Rolle, wenn wir Wert darauf legen, genauso behandelt zu werden wie sonst. Dass andere von der eigenen Krankheit oder der des Partners wissen, bedeutet leider, dass man ihre Reaktion nicht einschätzen kann. Das ist ziemlich riskant. Eine ganze Reihe Patienten erklärten, sie wollten am liebsten als derselbe starke, unabhängige oder lustige Mensch behandelt werden, der sie vor der Diagnose waren, und nicht als »der mit dem Krebs, den alle bedauern«, wie einer es ausdrückte.

Besonders bei der Arbeit kam es Erkrankten und ihren Partnern zugute, manches für sich zu behalten, sofern dort der Verlust von Verantwortung, eine Versetzung oder gar eine Entlassung zu befürchten waren. Arbeitnehmer in größeren Unternehmen (ab zehn Mitarbeitern) genießen als Patienten und Angehörige zwar Kündigungsschutz, doch in kleineren Betrieben oder als Neuling in der Probezeit hat man schlechte Karten. Sobald eine Indiskretion die Arbeitsstelle gefährden würde, kann Verschwiegenheit daher notwendig sein.

Hinzu kommt, dass wir zwar vielleicht von einer Kündigung verschont bleiben, aber dennoch gewisse Aufgaben oder Status abgeben müssen. Ein Patient berichtete beispielsweise, dass ihm eigentlich die Leitung eines neuen, mehrjährigen Projekts zur Einführung eines Luxusprodukts in vier Staaten anvertraut werden sollte. Man erwartete von ihm insbesondere Entscheidungen in jedweder Hinsicht, von der Produktionsmenge bis hin zu Ort und Form der Erstplatzierung des Produkts in den passenden Verkaufsstellen. Bald darauf gab er seine Diagnose bekannt, und diese Aufgabe wurde einem Kollegen übertragen – vermutlich weil der Chef sichergehen wollte, dass der Verantwortliche länger als ein Jahr am Ball bleiben würde.

Andererseits haben wir manchmal keine Wahl. Zu Beginn der Erkrankung ist es teilweise durchaus möglich, vieles für sich zu behalten. Später hingegen kann es unrealistisch sein, denn manche Behandlungen verändern unser Aussehen radikal. Bei Krebs im Kopf- und Halsbereich sind die Operationen oft schwer zu verbergen. Gewisse Mittel für die Chemotherapie machen die Kopfhaut glatter als jeder Militärbarbier, und auch diverse andere Nebenwirkungen der Therapie können den Wunsch nach Privatsphäre zunichtemachen. Ich selbst verlor während der Chemotherapie beispielsweise rapide an Gewicht, das Prednison ließ mein Gesicht anschwellen, die Haare fielen aus, und meine Haut nahm eine grünliche Blässe an. Wäre ich in einem Bus gesessen und man hätte Sie gefragt, wer in diesem Bus krank sei, hätten Sie sofort auf mich gezeigt.

Wenn ein eher zurückhaltender Patient sich aufgrund der Nebenerscheinungen der Krebserkrankung offenbaren muss, wissen oder ahnen die anderen um ihn herum häufig schon, was los ist. Das hat paradoxerweise oft zur Folge, dass der Patient weit *mehr* Aufmerksamkeit erhält, weil die anderen längst am Tuscheln sind: »Ist Eleanor krank?« oder »Hast du gesehen, wie ihr bei der Chorprobe die Haare ausfielen?« So zumindest erging es einer meiner Gesprächspartnerinnen.

Falls Sie zu den Menschen gehören, die ihre Diagnose (oder die ihres Partners) am liebsten geheim halten würden, sollten Sie sich bewusst machen, dass manche Menschen aus Ihrem sozialen Umfeld sich möglicherweise belogen fühlen, wenn sie später die Wahrheit erfahren. Diese Leute haben dann das Gefühl, man hätte ihnen keine Gelegenheit gegeben, ihre Hilfsbereitschaft zu demonstrieren. Außerdem signalisiert das Für-sich-Behalten der

Diagnose, dass wir sie offenbar nicht für »enge Freunde« halten. Andere argwöhnen, dass man ihnen eben nicht genug vertraut. Die Folgen von Verschlossenheit sind also genau das Gegenteil von dem, was wir bezwecken, denn derjenige, der lieber alles für sich behält, möchte »alles so lassen, wie es ist«. Die neue Information jedoch unterminiert die alte Beziehung und führt zu größerer Distanz bis hin zu Feindseligkeit oder verletzten Gefühlen.

Als Paar sollten Sie in Ruhe darüber reden, welche Form der Unterstützung für Sie von Nutzen wäre. Vielleicht tut es gut, wenn jemand für Sie kocht. Vielleicht brauchen Sie auch Mitfahrgelegenheiten oder Freunde, die zur Chemotherapie oder zu Bestrahlungsterminen mitgehen. Mitunter reicht es, wenn Freunde vorbeikommen, mit uns einen Film sehen und *nicht* uber Krebs reden.

Am besten geben Sie sich einen Ruck und reden mit anderen über das, was Sie gerade durchmachen. Natürlich muss hier ein gesundes Gleichgewicht herrschen, aber die meisten Menschen behalten viel zu viel für sich und vertrauen anderen eher zu wenig an als zu viel.

Ich habe zu viele Menschen vor dem gedeckten Tisch der sozialen Unterstützung darben sehen, weil sie der Meinung waren, sie müssten ihr Leid allein bewältigen. Manche hielten es für Schwäche, über ihren Schmerz zu sprechen, oder befürchteten, kein offenes Ohr zu finden.

Wer hingegen davon ausgehen muss, dass ein offener Umgang mit der Diagnose bei der Arbeit oder im sozialen Umfeld ernste Konsequenzen hätte, sollte dies dem Partner so erklären, dass dieser die eigenen Überlegungen nachvollziehen kann. So können Sie eine Kommunikationsform aushandeln, mit der beide gut leben können.

Keine Angst vor Selbsthilfegruppen

Wir sind also beide optimistisch, und dabei hilft uns unser Wissen. Wir haben alles in Erfahrung gebracht, was uns möglich war, und sind zu Selbsthilfegruppen gegangen. So haben wir andere kennengelernt, die sich schon viel länger mit alldem befassen als wir.

Helen Kelley

Die Leute sind so gut. Wenn man sie auf Abstand hält, verpasst man eine ganze Menge.

David Milson

Viele scheuen davor zurück, zu viel Zeit mit anderen Patienten oder deren Angehörigen zu verbringen. Das ist durchaus verständlich. Als ich krank war, wollte ich nicht von anderen Kranken erzählt bekommen, die im Sterben lagen. Ich wollte nicht daran erinnert werden, was passieren könnte. Zu denen wollte ich nicht gehören!

Der verständliche Wunsch, von schlechten Nachrichten verschont zu bleiben, kann uns davon abhalten, von der Weisheit anderer zu profitieren. Dabei könnte man jede Menge von ihnen erfahren. Ich zum Beispiel hätte heute wohl keine Kinder, wenn meine Mutter nicht offen genug gewesen wäre, mit der Mutter eines anderen Patienten zu sprechen, deren Sohn schon intensiv behandelt worden war. Meine Mutter löcherte sie mit Fragen, und irgendwann erzählte diese Frau von einem neuen Urologen vor Ort, der eine Spermabank hatte. Diese Information, von der unsere Ärzte uns nichts gesagt hatten oder von der sie gar nicht wussten, nutzten wir, und deshalb habe ich heute zwei Töchter.

Viele Patienten, mit denen ich sprach, erhielten reichlich Trost und hilfreiche Informationen, nachdem sie sich anderen Erkrankten anvertraut hatten. Das galt sowohl für informelle Kontakte als auch bei strukturierten Selbsthilfegruppen. Zum Beispiel erfuhren sie, wie man am besten mit der Chemotherapie fertigwird, nach welchen Kriterien man einen plastischen Chirurgen wählt, wo es schöne Perücken gibt, wie man mit Versicherungen verhandelt, wie man sein Sexualleben erhalten kann und was man Kindern über Krebs erzählen sollte.

David Spiegel von der Universität Stanford führte mit Patienten aus Selbsthilfegruppen diverse Experimente durch. Eine seiner Testpersonen lebte doppelt so lange wie Leute auf einer Warteliste.[4] Bei späteren Untersuchungen ließ sich diese Quote nicht mehr bestätigen, aber Patienten, die an Selbsthilfegruppen teilnahmen, waren nachweislich psychisch stabiler und hatten weniger Schmerzen.[5] Wir wissen nicht genau, warum solche Gruppen die Lebensqualität verbessern, aber dass es so ist, steht außer Frage.

Unter Psychologen gilt es als ausgemacht, dass Männer sich von Selbsthilfegruppen eher Informationen und praktische Unterstützung erhoffen, während Frauen beziehungsorientierte Gruppen bevorzugen. Solche Stereotype sind jedoch keineswegs allgemeingültig. Eindeutig ist hingegen, dass Gruppen mit unterschiedlichen Diagnosen sowohl für Neuerkrankte als auch für Veteranen schwierig sind. Frauen mit metastasierendem Brustkrebs scheinen eher von Gruppen zu profitieren, in denen auch andere mit Metastasen kämpfen, als von gemischten Gruppen, in denen auch

Teilnehmerinnen mit Stadium 1 sitzen. Andersherum fühlen sich Frauen im Stadium 1 in Gruppen mit Frauen in fortgeschrittenen Stadien mehr unter Druck.

Selbsthilfegruppen liefern Informationen, bieten uns aber auch die Möglichkeit, unsere Erfahrungen bei anderen wiederzuerkennen. Die eigenen Worte aus dem Mund eines anderen zu vernehmen kann eine große Bestätigung darstellen. So bekommen wir Gelegenheit, den eigenen Kampf aus größerer Distanz zu betrachten. Ein Patient erzählte mir beispielsweise, dass ihm klar wurde, wie unrealistisch seine Erwartungen an den Genesungsprozess seiner Frau waren, als er hörte, wie ein anderer Mann der Gruppe ganz ähnliche Gedanken mitteilte. Erst als jemand anderes es aussprach, konnte er den nötigen Abstand gewinnen.

Sehen Sie sich nach sozialen Netzwerken um

Wie bereits erwähnt ist soziale Unterstützung die wichtigste psychologische Komponente. Ob als Laborratte, als Soldat auf dem Schlachtfeld oder als Angehöriger, der dem Partner durch seine Darmkrebserkrankung hilft, Unterstützung spielt für unser Wohlbefinden eine entscheidende Rolle.

Internetgruppen auf Facebook, Google+ oder Twitter bieten Überlebenden und Angehörigen die Gelegenheit, sich mit anderen zu verknüpfen. Zahlenmäßig scheinen solche Gruppen explosionsartig zuzunehmen. Ende 2009 waren laut einer Studie knapp 300 000 Facebook-Mitglieder in 757 Gruppen organisiert, von denen ungefähr die Hälfte für Patienten oder deren Angehörige war.[6] Nur drei Jahre später identifizierte man mit derselben Me-

thode über 600 Gruppen allein für Brustkrebs, und die Gesamt-
zahl der Mitglieder betrug über eine Million.[7]

Auch YouTube bietet die Möglichkeit, Videos über die Erfahrungen mit Krankheit und Pflege zu veröffentlichen. Es existieren
erst wenige Studien zur Analyse derartiger Videos.[8] Die aktuellsten Links zu deutschsprachigen Onlineforen bietet der Krebsinformationsdienst des Deutschen Krebsforschungszentrums.[9] In
solchen Foren gibt es meist Informationsseiten, oder man kann
eigene Geschichten in Blogform veröffentlichen und lesen, was
andere Betroffene erlebt haben. So etwas hilft besonders, wenn
man Menschen außerhalb des unmittelbaren Umfelds sucht. Man
kann mit solchen Bekanntschaften direkt kommunizieren, ohne
dass der Kontakt zu eng wird, und bekommt über diese Kanäle
Rückmeldung. Manchmal dauert es allerdings ein wenig, bis man
online die passende Umgebung für sich und seine Bedürfnisse gefunden hat.

Es kann schwer sein, Hilfe anzunehmen – aber das ist kein Grund, sie abzulehnen

*Ich versuche, das an andere abzugeben, weil ich weiß, dass
ich wieder arbeiten muss, wenn im August die Schule losgeht.
Ich muss zulassen, dass jemand kommt und uns solche Dinge
abnimmt. Ich glaube, es geht darum, in dieser Hinsicht Kontrolle
aufzugeben. Ich behalte lieber die Kontrolle. Ich möchte alles im
Griff haben.*

Valree Milson

Etliche Paare, die ich interviewte, sagten, sie hätten Hilfsange-bote aus dem größeren Familienkreis, von Freunden, Gemein-demitgliedern oder Kollegen zunächst abgelehnt. Viele von uns sind mit dem Grundsatz »Selbst ist der Mann« aufgewachsen. Um Hilfe zu bitten oder Hilfsangebote anzunehmen kann sich anfühlen, als hätte man versagt oder einfach zu wenig Stolz. Es gibt jedoch Zeiten, wo es zu schwer ist, den Krebs ohne Unter-stützung zu bewältigen.

Hier kommt der entscheidende Punkt: Manche Patienten wol-len diese Phase ohne Hilfe durchstehen, weil sie alles, was sie brau-chen, von ihrer Frau oder ihrem Mann bekommen. Allerdings habe ich mit etlichen Partnern gesprochen, die einfach nicht mehr konnten. Sie waren von der Sorge um den anderen körperlich und psychisch ausgelaugt, obwohl sie denjenigen, für den sie das alles leisteten, von Herzen liebten. Ob sie es wussten oder nicht: Sie brauchten Hilfe.

Untersuchungen zufolge benötigen die Angehörigen zu unter-schiedlichen Zeitpunkten Unterweisung, Informationen, Bera-tung oder Hilfe bei bestimmten Aufgaben. Wenn sie diese Hilfe annehmen, können sie besser mit der Angelegenheit fertigwerden, sind in schwierigen Situationen zuversichtlicher und haben eine bessere Lebensqualität.[10]

Auch die eigentliche Hilfeleistung fühlt sich oft merkwürdig an. Man muss nämlich zunächst die Energie aufbringen, einem anderen genau zu erklären, was man möchte. Oft bekommen die-jenigen, die Hilfe brauchen, sie nicht, weil sie dem Trugschluss anhängen, dass solche Erklärungen mehr Aufwand erfordern, als es selbst zu erledigen.

Meinen Patienten, die gegen Krebs kämpfen, stelle ich zu Beginn der Beratung gern die Frage: »Wie reagieren Sie auf Hilfs-angebote?« Viele Paare zucken dann mit den Schultern. Um von Hilfe profitieren zu können, muss man den Mund aufmachen, falls Freunde oder Kollegen anbieten: »Sag Bescheid, wenn wir etwas tun können.« Normalerweise antwortet man dann nur mit »Danke«, und dann kommt nichts mehr. Sinnvoller wäre die Re-aktion: »Danke für dein Angebot. Nachdem es Linda diese Wo-che so schlecht geht, wäre es mir eine echte Hilfe, wenn du mir diese Berichte sortieren und abheften könntest.« Oder Sie sagen: »Wir sind momentan ständig im Krankenhaus, und ich glaube, die Blumen müssten gegossen werden. Wenn du das diese Wo-che übernehmen könntest, wäre das wirklich nett. Ich kann es dir ganz schnell erklären.«

Die meisten Menschen freuen sich, etwas Konkretes beitragen zu können. Man muss es nur so organisieren, dass die wirklich wichtigen Dinge erledigt werden.

7. Zum heiklen Thema Sex

In diesem Kapitel beschäftigen wir uns mit Sex. Ich erläutere den Nutzen von erotischen Fotografien, anregenden Geschichten und Fantasien rund um Peitschen, Seilzüge und ein Trapez. Na gut, das wohl nicht gerade. Stattdessen reden wir ganz offen über Sexualität während einer Krebserkrankung. Dabei stehen drei Themen im Mittelpunkt: Der erste Abschnitt beschäftigt sich mit Flexibilität. Meiner Erfahrung nach sind die meisten Paare bei ihren sexuellen Vorlieben nämlich erstaunlich festgefahren. Häufig muss man sich erst an die neuen Umstände anpassen, um sexuell aktiv zu bleiben. Danach spreche ich diejenigen an, bei denen der sexuelle Akt rein körperlich nicht mehr möglich ist. Dennoch bleibt auch hier das Bedürfnis nach Intimität und Zärtlichkeit. Im dritten Teil geht es um jene, die ihre Sexualität auf Eis legen, weil der Patient sich deformiert oder unattraktiv fühlt. Hier vergessen die Beteiligten leicht, wie anpassungsfähig die menschliche Sexualität letztlich ist.

Auch wenn es nicht mehr so funktioniert wie früher, können die meisten noch guten Sex haben

Ich habe einfach keine Lust. Es ist schwer, mit ihm zu reden, wissen Sie, weil er glaubt, es läge an ihm. Dabei sage ich ihm die

ganze Zeit, dass das nicht stimmt. Es ist nur mein Körper. Für ihn
ist es schwer, sich nicht abgewiesen zu fühlen.

Diana Kounk

Die größte Veränderung ist, dass sie jetzt viel müder ist als
früher ... Mir kommt das gar nicht mehr in den Sinn, weil ich
weiß, dass sie körperlich nicht dazu in der Lage ist.

Tobin Hodges

Mein Mann musste sich die Gallenblase entfernen lassen. Er
war beim selben Arzt, der auch mich operiert hatte. Als er aus
dem Krankenhaus kam – sie behalten einen nicht lange dort –,
hatte ich mir erst am Tag zuvor die Nähte von meiner Brustkrebs-
operation ziehen lassen. Also er ist zu Hause, und wir liegen im
Bett, und mein Arzt hatte uns gesagt: »Sie können Ihr Sexleben
wiederaufnehmen, wann immer es Ihnen passt«, und haha,
da drehte ich mich zu meinem Mann um und wiederholte ihm
gegenüber diese Worte, und wir mussten lachen, weil wir uns
beide so schrecklich fühlten.

Barbara Janzen

Untersuchungen haben ergeben, dass etwa die Hälfte aller Frauen, die wegen Krebs am Genitalsystem behandelt wurden[1], und die Hälfte aller Männer, die wegen Prostatakrebs behandelt wurden[2], langfristige sexuelle Probleme haben. Bei praktisch allen Paaren, mit denen ich sprach, hat der Krebs die Sexualität verändert. Viele haben ihr Sexualleben allerdings auch wiederentdeckt oder in manchen Fällen neu erfunden.

Ich hoffe, Sie verzeihen mir ein kurzes Abschweifen: Während meines Studiums mussten wir diverse Vorlesungen belegen, die nicht unmittelbar mit der klinischen Arbeit zusammenhingen. Vieles davon war langweilig. In einer besonders berüchtigten Vorlesung zur vergleichenden Psychologie ging es um tierisches Verhalten. Einmal erzählte uns der Professor von Stichlingen, kleinen silbrigen Fischlein aus europäischen Gewässern. Eigentlich ging es um Entscheidungsfragen (Stichlinge treffen bessere Entscheidungen, wenn sie größeren Gruppen angehören), doch hierzu gehörte auch ein kurzer Ausflug in das Paarungsverhalten. Der Stichling ist in seinem Verhalten nämlich bemerkenswert festgelegt. Vor der Paarung kommt ein anregender kleiner Fischtanz, der immer gleich ist. Das Männchen schwimmt im Zickzack (»Hallo Süße«), worauf das Weibchen scheinbar desinteressiert auf das Nest zuschwimmt. Er schiebt sein Maul in den Zugang. Sie folgt ihm. Er stupst sie am Schwanz. Und dann ...

Verzeihung. Der nächste Teil ist zensiert. Lassen wir den kleinen Stichlingen ihre Intimsphäre.

Es lässt sich also recht zuverlässig vorhersagen, was ein Fisch während eines Paarungsversuches als Nächstes tun wird. Wohin er schwimmt und was er mit seiner kleinen Fischnase tut.

In höheren Semestern und während meiner klinischen Tätigkeit erfuhr ich mehr über die menschliche Sexualität, die deutlich vielschichtiger ist. *Allerdings nicht immer.* Natürlich gibt es eine große Bandbreite, wie, wann und wo Paare sexuell aktiv werden und was sie miteinander anstellen. Doch nachdem ich 20 Jahre lang mit Patienten über ihr Sexualleben gesprochen habe, kann ich Ihnen versichern, dass der Ablauf innerhalb des üblichen Repertoires eines bestimmten Paars meist relativ gleich bleibt. Doch, wirklich. Viele von uns sind wie jene kleinen Traditionalisten, die Stichlinge.

Zum Beispiel können die meisten Paare mir sagen, welcher Partner in der Regel die Initiative ergreift (bei vielen sind es beide, aber bei der Mehrheit ist es doch immer derselbe). Auch das Signal für »Lass uns intim werden« steht bei vielen Paaren fest.

Mit der Zeit lernen Liebespaare, wie sie körperlich am besten harmonieren – die Position, die am erregendsten ist – oder wie sich beide psychisch am wohlsten fühlen. Normalerweise entwickeln Paare ein begrenztes Repertoire an vertrauten Verhaltensweisen. Und dann machen sie etwas immer wieder gleich, bis einer von beiden beschließt: »Diesmal machen wir etwas anderes.«

Bei vielen funktioniert das jahrelang sehr gut, bis der Krebs zuschlägt. Für gesunden Sex kann er zu einer Störung kosmischen Ausmaßes werden.

Mitten in einer Krebserkrankung gibt es zahlreiche Gründe, keinen Sex zu haben. Zunächst einmal sprechen viele Paare einfach nicht über dieses Thema. Die meisten, mit denen ich mich unterhalten habe, haben sexuelle Veränderungen durchlaufen. Manchmal änderten sich schlichtweg die anatomischen Verhältnisse, bei anderen wurde der Krebs von Hormonen wie Östrogen oder Testosteron genährt, die eine enge Beziehung zur sexuellen Funktion haben. Wieder andere sind emotional einfach zu angespannt, als dass sie noch die Energie aufbrächten, ihr einleitendes Signal zu geben.

Krebs macht uns kahl und aufgedunsen und verändert unser Erscheinungsbild. Der oder die Kranke kann sich von Grund auf unattraktiv fühlen und sorgt sich vielleicht, »es« nicht mehr zu können. Vielleicht haben wir auch mit frischen Narben oder fehlenden Schlüsselreizen – wie den Brüsten – zu kämpfen, die bisher erhebliche sexuelle Energie bargen. Mitunter ist Geschlechtsverkehr durchaus möglich, aber der Krebs stört wichtige Bestandteile des Erlebnisses. Nach einer vollständigen Prostataresektion stellen 40 Prozent der Männer fest, dass sie keinen Orgasmus mehr bekommen oder dass er weit weniger intensiv ist als zuvor.[3]

Andererseits hat der Partner häufig Bedenken, den Patienten zum Sex zu drängen, wenn dieser sich krank oder insgesamt unwohl fühlt. Es kann also durchaus vorkommen, dass beide Beteiligten Sex möchten, aber jeder befürchtet, dem anderen zu nahe zu treten, oder sich nicht mehr attraktiv findet, und schon passiert gar nichts mehr.

Viele Menschen betrachten Sex als Stresslöser, doch in Wirklichkeit ist er eher ein Seismograph. Untersuchungen zufolge greifen die meisten Paare bei starkem Stress zuerst auf dieses Mittel zurück.

Traurig, aber wahr: Krebs kann Lebensgefährten, die noch nie über Sex geredet haben, zwingen, den Mund aufzumachen. Als Patienten müssen wir dem Partner mitteilen, dass wir noch Sex haben möchten, sobald wir so weit sind. Das ist entscheidend. Und selbst bei starken anatomischen Veränderungen, die beispielsweise den klassischen Verkehr unmöglich machen, kann man unglaublich spannenden Sex haben.

Manche Paare, die keinen normalen Verkehr mehr haben konnten, fanden hochinteressante Alternativen. Ein Paar masturbierte abwechselnd, während der andere die entsprechenden Kommentare dazu gab. Andere Partner verwöhnten einander mit ausgedehnten Massagen und griffen anschließend auf Oralsex und Vibratoren zurück, um das zu erreichen, was anders nicht mehr funktionierte. Wieder andere konzentrierten sich weniger auf den

Orgasmus und bedachten einander mit langen, sinnlichen Öl-massagen.

An dieser Stelle sei erwähnt, dass die Art der Operation bei Brustkrebspatientinnen langfristig keinen Einfluss auf das Selbst-bild oder die sexuelle Funktion hat – egal, ob nur ein kleiner Kno-ten herausgeschnitten wurde oder beide Brüste amputiert wur-den. Die Selbstachtung und sexuelle Erfahrung einer Frau vor der Krebstherapie scheinen für ihre Sexualität langfristig entscheiden-der zu sein.[4] Diese Aussage ist so wichtig, dass ich sie wiederho-len möchte. Bei Frauen mit Brustkrebs ist das Ausmaß des Ein-griffs kein entscheidender Faktor für sexuelle Einschränkungen.

Einige Paare sprachen das Thema an, wie schwierig es sei, sich an neue sexuelle Varianten zu gewöhnen, wenn man noch am al-ten Selbstbild hängt. Helen Kelley, bei deren Mann während der Prostataoperation die Nerven für spontane Erektionen durch-trennt worden waren, sagte hierzu: »Ohne äußere Hilfe bekommt er keine Erektion mehr. Er konnte das Erforderliche bewerkstel-ligen – mit Spritzen –, um eine Erektion zu bekommen, aber er kam irgendwie nicht über die Blockade im Kopf hinweg, die ihm sagte, er müsste aus eigener Kraft dazu fähig sein. Ich war so wü-tend auf ihn … Er war in dieser Hinsicht so blockiert, dass er es überhaupt nicht genießen konnte, wenn wir zusammen waren.«

Später, als sie selbst Brustkrebs bekam und operiert werden musste, nahm sie dies zurück. »Vielleicht müssen wir alle irgend-wie da durch, durch dieses Gefühl, es müsste wieder so werden wie früher.«

Das ist eine wichtige Feststellung. Für einen Mann ist der Ver-lust der sexuellen Potenz psychisch eine große Herausforderung. Über 75 Prozent der Betroffenen sagen, sie hätten ihre sexuelle

Identität eingebüßt, und die Hälfte entwickelte Selbstwertprobleme, wenn nach der Operation die Erektion ausblieb.[5] Wer so etwas nicht selbst erlebt hat, findet das vielleicht absurd. *Er kann ja nichts dafür. Ich finde ihn immer noch attraktiv und männlich …* Aber für Männer ist Impotenz ein Zeichen für mangelnde Männlichkeit oder hohes Alter.

Paare, die weiterhin sexuell aktiv blieben, zeichneten sich in erster Linie durch die Bereitschaft aus, über sexuelle Themen zu sprechen. Zusätzlich waren sie flexibel genug, neue Ausdrucksformen auszuloten. Hier bestätigt sich eine beliebte Aussage der Sexualforschung: Unser wichtigstes Sexualorgan ist unser Hirn.

Falls Sie gerade denken, Sie seien ohnehin zu alt für Sex, möchte ich auf eine relativ aktuelle Studie aus der angesehensten amerikanischen Medizinerzeitschrift, dem *New England Journal of Medicine*, verweisen. Nach ausführlichen Interviews mit über 3000 Amerikanern zwischen 57 und 85 kam die federführende Autorin, Stacy Tessler Lindau, zu dem Schluss, dass die meisten Amerikaner auch nach ihrem 60. Geburtstag noch sexuell aktiv sind. Über die Hälfte der Befragten hatte noch mit über 80 Jahren Sex. Die Hälfte gab übrigens auch sexuelle Probleme wie nachlassendes Verlangen, vaginale Trockenheit oder Erektionsschwierigkeiten an, aber nur ein Drittel der Männer und ein Fünftel der Frauen sprachen mit ihrem Arzt darüber.[6]

Also reden Sie mit Ihrem Partner und teilen Sie dem anderen mit, dass Sie immer noch Interesse haben oder bereit sind, einen Versuch zu wagen. Seien Sie kreativ und flexibel. Bleiben Sie am Ball. Lassen Sie den anderen wissen, dass Sie sich zu ihm hingezogen fühlen. All das sind gute Voraussetzungen für ein erneutes, gesundes Sexualleben, auch wenn dies möglicherweise anders aussieht als zuvor.

Verzichten Sie nicht auf Intimität – auch wenn Sie keinen Sex mehr haben können

Ich habe keinerlei männliche Funktion mehr, aber ich wusste, das war der Preis für mein Leben ... Natürlich ist Sex eine feine Sache, solange man dazu fähig ist, aber ansonsten bleibt immer noch Intimität. Es gibt Liebe und Mitgefühl. Das Zusammenleben mit einer Frau beschränkt sich doch nicht nur auf körperlichen Sex.

David Harrison

Sex hat nur die Bedeutung, die man ihm beimisst. So sehe ich das ... Mir ist wichtiger, dass es ihm gut geht und er noch hier ist.

Barbara Harrison

Eine Handvoll Paare, mit denen ich sprach, waren nicht mehr zu Geschlechtsverkehr in der Lage und werden es wohl auch nie wieder sein. In einigen Fällen waren Männer durch Prostataoperation erektionsunfähig geworden. Einem von ihnen hatte der Arzt ein Penisimplantat angeboten. Nachdem er mit seiner Frau darüber gesprochen hatte, lehnte er diesen Eingriff jedoch ab. Die erneute Operation – zusätzlich zu den vielen, die er bereits hatte hinnehmen müssen – war ihm das Risiko nicht wert.

Fraglos ist der Verlust der Sexualität für manche Menschen ein schwerer Schlag. Von all den Themen, die ich mit Paaren angesprochen habe, gab es in Bezug auf die Sexualität und die persönliche Einstellung dazu die größte Bandbreite. Teilweise löste der Verlust der sexuellen Funktion tiefe Trauer oder auch Ärger aus. Andere konnten einfach darüber hinwegsehen und konzentrierten sich lieber auf ihr Leben.

Die Interviewpartner, die voraussichtlich nie wieder Verkehr haben würden, erklärten mir, sie müssten andere Formen der Intimität ausprobieren und einander dazu ermuntern. Sie aßen häufiger zusammen, machten Spaziergänge und gingen ins Kino. Ich hatte erwartet, dass sie andere Formen der Berührung finden würden, aber mitunter war das Gegenteil der Fall. »Berührungen erinnern uns nur an das, was wir nicht mehr können. Deshalb umarmen wir uns und halten einander die Hand, aber mehr auch nicht«, meinte eine Frau. Andere berührten sich häufiger auf nicht sexuelle Weise, zum Beispiel wenn sie sich im Flur begegneten oder in der Küche nebeneinanderstanden.

Die ungewöhnlichste Reaktion erhielt Barbara Harrison von einer Freundin, die witzelte: »Wir sind alle total eifersüchtig«, weil sie nicht mehr dem Begehren ihres Mannes ausgesetzt sei. »Die anderen finden, du hast echt Glück, dass du dich mit 65 nicht mehr mit so was abgeben musst.«

Wenn Sie nicht fragen, können Sie nicht wissen, wie Ihr Partner Ihren neuen Körper findet

Beginnen wir mal wieder mit einer Geschichte:

Ein paar Wochen nach der doppelten Brustamputation läuft meine Frau mit »Expandern« für die spätere Rekonstruktion herum. Als ich von der Arbeit komme, sitzt sie in eine Decke gewickelt vor dem Fernseher und sieht irgendwelche alten Serien. Etwas später bekomme ich mit, dass sie die Spülmaschine ausräumt, dann fegt sie die Veranda, und jetzt ist sie … keine Ahnung.

Genau jetzt sucht meine Tochter nach ihr. Sie muss für die

Schule mit viel Glitzer, Klebstoff und kleinen Spiegeln ein Projekt fertigstellen. Oh, und mit einer Kartoffel. Irgendwas hat das alles mit einer Insel zu tun.

Ich suche hinten und vorne und dann in der Garage. Im Schlafzimmer ist sie nicht, in den Kinderzimmern auch nicht. Sie ist nicht bei Abby, die im Spielzimmer unter ihrer Lieblingsdecke schlummert, und auch nicht beim Hund, der wie üblich auf der Abdeckung des beheizten Pools hockt. Der Minivan steht auch noch in der Garage. Hmmm. Ich kehre noch einmal ins Schlafzimmer zurück. Plötzlich höre ich ein Geräusch aus dem begehbaren Kleiderschrank.

Als ich die Tür aufmache, fällt Licht auf einen blauen Schenkel.

Terry kniet inmitten von Schuhen und aufgehängten Hosen auf dem Teppich. Sie trägt nur ihre blaue Trainingshose, hat die Hände vors Gesicht geschlagen und die Ellbogen vor dem nackten Oberkörper. Die ehemals festen Bandagen um ihren Brustkorb liegen über ihren Knöcheln und erinnern im Zwielicht des Gangs an Schiffsleinen.

»Mach bitte kein Licht«, sagt sie. Ihre Stimme ist wie erstickt.

»Mami?« Plötzlich steht Alex hinter mir.

»Nicht jetzt, Schatz. Ich bin gleich wieder da«, sagt Terry. Diese Tonlage beherrsche ich noch immer nicht. Sie vermittelt absolute mütterliche Autorität, und Alex zieht sich stumm zurück.

»Was ist denn los? Alex hat dich gesucht. Ich glaube, sie braucht Hilfe bei dieser ...«

»Der Insel«, sagte Terry.

»Ein komisches Ding. Sie hat da eine Kartoffel ...«

Nach einer Pause bricht Terry in sich zusammen und beginnt, jämmerlich zu schluchzen. Es ist ein heller, reiner Ton, der mir durch Mark und Bein geht und jeglichen Humor im Keim erstickt.

Sie lässt die Hände sinken und steht langsam auf. Jetzt fällt Licht auf ihren Oberkörper, und meine Augen haben sich angepasst. Wo früher ihre Brüste waren, sind bescheidene Erhebungen. Noch ohne Brustwarzen.

»Du wirst mich verlassen«, klagt sie.

Wie bitte?

»Nein. Sieh mich doch an«, verlangt sie. »Das bin ich jetzt.« Sie zieht die Baseballkappe ab. Sie hat nur noch eine einzige Strähne auf dem Kopf.

Ich bin perplex. Das will ich nicht, aber es ist so. Ihre Brust sieht wirklich fremd aus. Als würde ich dort, wo mal mein Elternhaus stand, einen mit Schlaglöchern übersäten Parkplatz vorfinden. Es kommt einem vertraut vor, aber eben auch wieder nicht. Ich sehe schwarze und rote Nähte und einen Zugang, durch den die plastische Chirurgin mehr Kochsalzlösung in die Brüste pumpen kann. Und ohne Augenbrauen geschweige denn Kopfhaar fehlt Terrys Gesicht die ihr eigene Ausstrahlung.

»Du wirst mich verlassen«, wiederholt sie.

»Das ist doch lächerlich«, sage ich, stehe aber immer noch da und höre mich eher wie ein Professor an als wie ihr Mann. Deshalb knie ich mich zu ihr, damit wir auf Augenhöhe sind. Jetzt bin ich mehr ihr Mann und stelle – hier unten – fest, dass wir da beide drinhängen, aber meine tröstenden Worte sind irgendwie unpassend. Plötzlich fällt mir ein, wie ich am Vorabend im Internet Brüste betrachtet habe und dass wir keinen Sex mehr haben, aber wieso denke ich ausgerechnet jetzt an so etwas?

Stattdessen setze ich zu vernünftigen, liebevollen Erklärungen an: Das wären doch nur Äußerlichkeiten, nicht wirklich sie. Ich wüsste noch genau, wie verletzlich ich gewesen sei, als ich Krebs hatte, und sie sei doch auch bei mir geblieben, und dann flechte ich geschickt ein paar Worte über die Kinder ein, über unser gemeinsames Leben und sogar über den Hund. Ich rede wie ein Wasserfall, aber ich bin nicht gemein, oder?

Ein Mundwinkel von Terry zuckt. Sie betrachtet mich eindringlich und erscheint enttäuscht. Diese Ansprache hätte sie auch selbst halten können. Sie ist zu abgedroschen. Ich weiß aber nicht, was ich sonst noch sagen soll. Darum stehe ich wieder auf und schlage einen strengeren Ton an.

»Komm schon. Steh wieder auf. Zieh dir was über. Die geheime Insel wartet, und offenbar weiß jeder in diesem Haus, dass ich aus einer Kartoffel kein magisches Wesen schnitzen kann.« Damit scheine ich sie zu erreichen, wenn auch nur ansatzweise, denn jetzt wischt sie die Tränen ab, steht auf und ruft durch das ganze Haus: »Ich komme, Alex.«

Männer verlassen ihre Frauen normalerweise nicht, wenn diese Krebs bekommen. In einer Studienreihe befragten Forscher aus Quebec Brustkrebspatientinnen drei Monate, 18 Monate und acht Jahre nach der Diagnose zu ihren Beziehungen.[7] Parallel dazu wurden zufällig ausgewählte andere Paare derselben Altersgruppe telefonisch kontaktiert, mit denen ebenfalls Interviews durchgeführt wurden. Ehen, in denen der Krebs ins Haus schneite, zerbrachen nicht häufiger als andere. Eine geringe Zufriedenheit mit der Beziehung drei Monate nach der Diagnose war jedoch ein Hinweis auf spätere Probleme.

Anschließend nahm sich dasselbe Forscherteam die Frage vor,

ob Beziehungen, in denen der Mann Prostatakrebs entwickelt, sich von denen mit Brustkrebs unterscheiden. Zunächst einmal zeigte sich natürlich, dass Paare, die mit Prostatakrebs kämpften, älter waren. In vielen Fällen waren sie 20 Jahre länger zusammen. Es gab aber auch andere neue Erkenntnisse. Die Männer mit Prostatakrebs fühlten sich von ihren Frauen besser verstanden als Frauen mit Brustkrebs von ihren Männern. Botschaft angekommen!

Ja, der Anblick meiner Frau hat mich damals schockiert. Aber ich dachte nicht daran, sie zu verlassen. Ich würde mir ja auch nicht den Arm abhacken, wenn er entstellt wäre. Allerdings wusste ich nicht, wie ich sie davon überzeugen sollte.

Ich hatte schon mit vielen Menschen zu tun, die nach größeren Eingriffen an Gesicht, Brust oder Unterkörper die Befürchtung hegten, nun verlassen zu werden. Solche Ängste treten auch bei Paaren auf, die schon lange erfolgreich zusammenleben. Das eigentliche Problem in vielen derartigen Situationen ist die mangelnde Kommunikation.

Man muss nicht stundenlang reden, aber ich empfehle allen Frauen und Männern dringend, dem anderen zu sagen, was sie denken. Ein paar aufmunternde Bemerkungen können sehr viel bewirken. Eine meiner Interviewpartnerinnen, JoAnn McClure, fand die richtigen Worte dafür, und sie sollte es wissen. JoAnn hatte zweimal Brustkrebs und unterzog sich einer Mastektomie. Jahre später bekam sie Darmkrebs und brauchte einen künstlichen Darmausgang. Ihr zufolge braucht man Zeit, sich mit dem jeweils neuen Körper anzufreunden, aber irgendwann »gewöhnst du dich daran. Es muss einfach sein. Dir bleibt keine andere Wahl.«

8. Neue und alte Beziehungsdynamiken

Im ersten Teil dieses Kapitels möchte ich aufzeigen, wie uns eine Krebserkrankung oft eine klarere Vorstellung davon vermittelt, wie wir unsere gemeinsame Zeit verbringen möchten. Danach beschäftige ich mich mit den typischen Dynamiken innerhalb einer Beziehung, unter anderem kleinen Streitereien, die zwar im Alltag normal sind, sich aber während einer Krebserkrankung des Partners als zerstörerisch erweisen können. Im letzten Teil spreche ich einen Aspekt an, der häufig erst durch eine Erkrankung entsteht und oft zu Schwierigkeiten führen kann: die Abhängigkeit des kranken vom gesunden Partner.

Abhängigkeit tut weh. Manche Patienten reagieren, indem sie die Menschen zurückweisen, die sie am meisten brauchen. Andererseits habe ich auch Patienten erlebt, die sich so sehr auf andere verlassen, dass es ihnen anschließend schwerfällt, wieder mehr selbst in die Hand zu nehmen. Solche Probleme sehen wir uns näher an, und die gesunden Partner erhalten Tipps, wie sie ihre kranken Lebensgefährten bei der Wiedereroberung ihrer Unabhängigkeit unterstützen können.

Werden Sie sich darüber klar, wie Sie Ihre gemeinsame Zeit verbringen wollen

Zum Weinen habe ich später noch genügend Zeit. Im Augenblick will ich unser Zusammensein genießen, die gemeinsame Zeit nutzen und gewisse Dinge gründlicher durchdenken.

Jody Price

Wer nicht stur weitermacht, verliert sich ... Viele bleiben einfach zu Hause und unternehmen überhaupt nichts mehr. Sie hören auf zu leben. Man muss in Gang bleiben, sonst wird das Leben schal.

JoAnn McClure

Bei der Arbeit an diesem Buch habe ich Paare kennengelernt, die ihre »eiserne Reserve« plünderten, damit sie eine Putzfrau und jemanden fürs Rasenmähen bezahlen konnten. Das verschaffte ihnen mehr Zeit für Dinge, die ihnen wichtiger waren. Andere lernten Skifahren oder planten eine Kreuzfahrt. Die Bandbreite reichte von Vogelbeobachtungstouren und Sturmjagen bis hin zum Besuch von Sportveranstaltungen in der Lieblingssportart.

Diese Neuausrichtung der Perspektive geschieht nicht automatisch. Viele Paare machen während der Krankheit einfach weiter und verändern gar nichts. Wenn man sich jedoch auf etwas Schönes freuen kann, fällt die Behandlung nicht ganz so schwer.

Nancy N. und ihr Mann entschieden sich, gemeinsam Stürme zu jagen. Diese Mischung aus Wissenschaft und Nervenkitzel hatte sie schon immer gereizt, und sobald die Therapie abgeschlossen war, suchten sie per Internet nach einer Truppe, die professionell Tornados, schweren Gewittern und – ernsthaft! – Sturzfluten nachstellte. Dann setzten sie ihren Wunsch in die Tat um. Im Zuge meiner Knochenmarktransplantation beschloss ich, richtig Tauchen zu lernen. Sobald es mir gut genug ging, nahmen wir Tauchstunden und machten im kristallklaren, kalten Wasser in Nordflorida unseren Tauchschein.

Spaß bringt nicht nur die Verwirklichung eines Lebenstraums. Manche Paare veränderten einfach die Qualität ihres Zusammenseins, redeten zum Beispiel mehr über Dinge, die sie interessierten. Angesichts unseres normalerweise hektischen Alltags können sogar die Fahrten zur Behandlung Gelegenheit bieten, die Beziehung zu vertiefen. David Milson ließ sich in verschiedenen texanischen Krebszentren behandeln. Für ihn und seine Frau bedeutete das jedes Mal eine vierstündige Fahrt nach Houston und dann wieder zurück. »Letzten Endes waren das sehr intensive Stunden«, vertraute er mir an. »So viel Zeit haben wir uns seit 20 Jahren nicht mehr füreinander genommen, seit die Kinder da sind. Ich glaube, das war richtig gut.«

Schluss mit den Zankereien!

Er hörte auf, mich zu kritisieren. Wir sind 32 Jahre verheiratet, da weiß er, was ich nicht richtig mache, was ich noch nie richtig gemacht habe. Genau wie ich weiß, was er falsch macht und schon immer falsch gemacht hat. In den ersten paar Monaten war alles, was ich tat, okay. Er schimpfte nicht mehr herum, wenn ich vergaß, eine Notiz ins Scheckbuch zu machen, nachdem ich die Kreditkarte verwendet hatte, und solche Sachen.

Diana Kounk

Er sagt: »Schrei mich nicht so an.« Ich sage: »Ich schreie nicht.
Das ist meine Stimme, die ist nun mal so.«

Barbara Harrison

Meine Frau verstellt das Thermostat, ohne mir etwas zu sagen. Sie würde sich auch in einem Backofen wohlfühlen. Im Schlafzimmer komme ich mir manchmal vor, als würde gleich eine Horde unbekleideter alter Männer hereinwatscheln, um sich in diese Sauna zu hocken.

Morgens stellt sie die Weckfunktion ihres Handys auf dreimalige Wiederholung. Das vergisst sie oft, wenn sie schon aufgestanden ist und frühstückt – während ich noch im Bett liege. Außerdem hängt sie ihr längstes Kleid vor meine Schuhhalter, sodass ich meine Schuhe nicht finden kann.

Ich weiß, das sind furchtbare Verbrechen. Aber sollte ich sie nicht bei jeder Gelegenheit daran erinnern – schmeicheln, beschwören, streiten, zeigen oder geißeln –, wenn sie mich wieder mal derart piesackt?

Seufz.

Na gut, mag sein, dass ich hin und wieder (besser gesagt, fast immer) nach dem Ausziehen meine Socken auf dem Boden liegen lasse. Ich vergesse, die Duschtür mit dem Spezialmittel gegen Kalkflecken zu besprühen, das sie besorgt hat. Ich stelle den Fernseher viel zu laut. Meine Betthälfte gleicht oft einem Nest inmitten des Stapels Romane, die ich angeblich gerade lese, dazu Zeitungen, Zeitschriften, Anleitungen zum Fotografieren und alles Mögliche, was aus meinen Taschen kam. Aus unerfindlichen Gründen findet sie es sinnvoll, mir solche kleinen Marotten vorzuhalten, die doch nun wirklich harmlos sind.

Wir sind seit über 20 Jahren verheiratet, und die Liste war schon vor 10 oder 15 Jahren praktisch die gleiche. Ein paar alte Macken haben wir abgelegt, dafür sind neue hinzugekommen, aber letztlich geht es um dasselbe. Einander solche Schwächen aufs Butterbrot zu schmieren ist nicht besonders zielführend, aber dennoch taten wir es regelmäßig.

Als der Brustkrebs zuschlug, nahmen wir uns eine Auszeit und hörten auf, einander an unsere diversen Vergehen zu erinnern. Da diese Ermahnungen ohnehin *kein bisschen* geholfen hatten, war das eine gute Idee.

Suchen Sie sich die passende Metapher aus: Wenn der Krebs zu Besuch kommt, ist es okay, für den Partner eher Fan als Coach zu sein. Ein zufriedener Gast, kein Restaurantkritiker. Zuhörer im Publikum anstelle des Dirigenten. Wir können mehr Applaus spenden und weniger kritisieren.

Sie können auch das folgende Bild verwenden: Stellen Sie sich einen schwarzen Himmel vor, dazu ein winziges Rettungsboot mitten auf dem Meer. Wer genauer hinsieht, erkennt zwei kleine Menschen auf dem Boot. Die Wellen schlagen hoch, und das Boot droht jeden Augenblick zu kentern und seine Insassen den salzigen Fluten zu überlassen. Es schaukelt auf und ab. Die beiden Gestalten darauf klammern sich verzweifelt aneinander, um nicht im eisigen Wasser zu landen. Fahren wir die Kamera noch näher heran. Jetzt können wir trotz tosenden Sturms hören, wie sie schreien: »Und du lässt immer deine Socken auf dem Boden liegen. Wer bin ich denn, dein Zimmermädchen?«

»Kannst du den verdammten Wecker nicht nach dem ersten Klingeln abstellen, wenn du aufstehst?«

»Ach ja? Bist du wirklich so zerstreut, dass du nach dem Duschen nie die Duschtür abwischst?«

»Wenigstens kann ich auch unterhalb von Temperaturen schlafen, die für Eidechsen, Schlangen und Korallen angemessen sind.«

Wie ich bereits sagte, bin ich nicht dankbar für meine Krebserkrankung. Ich bin auch nicht dankbar für Terrys Krebs. Aber ich hatte keine Wahl. Und die Krankheiten gehen mit einer gewissen Portion Weisheit einher. Die vielleicht wichtigste Einsicht für mich war diese hier:

Bei Terrys Diagnose sah ich solche kleinen Angewohnheiten endlich als das, was sie waren. Es war ihre einzigartige, individuelle Weise, auf diesem komischen Planeten zurechtzukommen. Dass ich mich gelegentlich darüber ärgerte, war nicht wichtiger, als dass mir manchmal das Wetter nicht zusagt. Ihre Macken werden sich nicht verändern. Sie gehören untrennbar zu dieser unglaublichen Frau.

Abhängigkeit zu akzeptieren fällt oft sehr schwer

Wer wird für ihn mal so da sein wie er jetzt für mich?
Das kann ich ihm nie zurückgeben. Ich werde vor ihm sterben.

Ann Shapiro

Die Abhängigkeit überraschte mich. Da stand ich nun mit meinen 22 Jahren, ein junger Mann, der normalerweise kurz unter die Dusche sprang und dann mit noch nassen Haaren und voller Büchertasche mit einem Bagel in der Hand davonsauste.

Als ich im Krankenhaus auf meine Knochenmarktransplantation wartete, musste jede Bewegung wohlüberlegt sein: Zuerst schwinge ich die Beine vom Bett, wobei ich darauf achte, nicht am Katheter hängen zu bleiben, der am Bettgitter entlang zu meiner Hauptvene führt. Dann werde ich in die Hausschuhe schlüpfen, weil der Boden eiskalt ist. Danach kann ich den Infusionsständer um den an der Wand montierten Fernseher herum zur Toilette schieben. Ich werde das Wasser anstellen und mich hinsetzen, während ich warte, dass es endlich warm wird. Wenn mir schwindelig wird, warte ich auf Terry. Hmmm. Vielleicht sollte ich Terry bitten, das heiße Wasser anzustellen, bevor ich aufstehe. Aber dazu müsste ich sie um Hilfe bitten. Kommt nicht infrage. Das kann ich selbst.

Sie tritt ins Zimmer, als ich versuche, den Infusionsständer um den Fernseher zu bugsieren, der hoch oben hängt, aber der Katheterschlauch hat sich am Stromkabel verfangen. Das hätte ich vorher bedenken müssen, aber von hier aus kann ich nicht nach oben greifen und ihn herunterziehen, zumal ich Angst habe, dass ich ihn aus meinem Körper rupfe, wenn ich zu stark daran ziehe, und das würde sauweh tun. Die Schwerkraft scheint ausgehebelt zu sein. Ich bin erschöpft. Aber ich will das unbedingt selbst schaffen.

Terry starrt mich an, als hätte ich beschlossen, eine Dose Motoröl zu trinken. »Was machst du da?«

»Nichts. Lass mich in Ruhe«, fauche ich. Sie zieht die Augenbrauen hoch und tritt einen Schritt zurück. *Okay, Cowboy,* scheint sie mit den Augen zu sagen, *wenn du so ein harter Kerl bist, dann zeig mal, wie du ohne Hilfe klarkommst.* Natürlich brauche ich tatsächlich Hilfe, wie wir beide wissen. Der Schlauch hängt am Fernsehkabel fest, und wenn mir nicht gleich wie im Film ein neues

Tentakel wächst, kann ich weder vor noch zurück. Das gebe ich jedoch nicht annähernd früh genug zu, weil ich stur bin und diese kleine Stimme in mir verlangt, dass ich das jetzt selber mache.

Nachdem ich noch ein paar Mal an meinem Schlauch gezogen habe, zucke ich geschlagen mit den Schultern. Ich gebe auf. Ich bin ein Idiot. Terry tritt vor und befreit mich geschickt aus meiner Schlinge, und schon bin ich im Bad, ohne mich zu bedanken.

Wir haben die Wahl, wie wir mit Abhängigkeit umgehen wollen. Wir können wütend oder trotzig reagieren, resignieren oder solche Situationen meiden. Oder wir verhalten uns wertschätzend, dankbar und ermutigend. Ich gebe zu, dass ich zwischen diesen beiden Polen stärker pendelte als nötig. Für Terry und meine Freunde wäre vieles einfacher gewesen, wenn ich einfach dankbarer und weniger störrisch gewesen wäre.

Die eigene Hilfsbedürftigkeit kann frustrierend sein – lassen Sie diesen Frust nicht am Partner aus!

Da hast du nun dein Leben lang alles auf die Reihe gebracht, und plötzlich kannst du nicht einmal auf die Toilette gehen. Da ist ein riesiges Schuldgefühl, denn ich will ja aufstehen, ich will es wirklich. Man will so etwas selber machen. Man will sich um sich selbst kümmern und den anderen nicht zur Last fallen. Meine Tochter ist erst im zweiten Highschooljahr. Ich will ihr und meiner Frau doch nicht den Sommer verderben. Ich habe den Eindruck, es dreht sich alles nur noch um mich, und das sollte es nicht.

David Milson

Eine Handvoll Patienten vertrauten mir – meist nach einem längeren Gespräch – an, dass sie dem pflegenden Partner gegenüber Schuldgefühle hegten. Einen Außenstehenden, der dieses Beziehungsmuster nicht aus eigenem Erleben kennt, mag das überraschen. Für diejenigen unter uns, die sich zuvor als ausgesprochen unabhängig, zupackend und stark erlebt haben, kann die neue Abhängigkeit, die mitunter mit der Krebserkrankung einhergeht, ein schlimmer Schlag sein.

Manch einer benötigt jede Menge Hilfe. Während meines fünfjährigen Kampfs gegen den Krebs brauchte ich zeitweise Unterstützung beim Gehen, beim Türenöffnen, beim Herabsteigen vom Untersuchungstisch, beim Kochen, Einkaufen, Duschen und – wenn mein Gedächtnis sich während der Behandlung verabschiedete – bei Namen, der Tabletteneinnahme, bei Telefonnummern und sogar meiner Pinnummer für die Bank.

Als ich mich nach einer brutalen Chemotherapie erholte, benahm ich mich wie ein alter Mann. Für einen 25-Jährigen war das eine völlig neue, irgendwie absurde Erfahrung und zugleich eine emotionale Herausforderung.

Abhängigkeit kann für den Einzelnen ein enormes Problem darstellen. Er empfindet sich als schwere Last und will die anderen nicht herunterziehen. Die Seiten, die uns einst für den Partner attraktiv machten – unsere Stärke oder unsere Fähigkeiten –, sind wie eine ferne Erinnerung.

Hier kommt die harte Wahrheit. Manche Menschen stoßen andere von sich, wenn sie sich als Belastung ansehen. Wie Elefanten, die sich zum Sterben in den Busch zurückziehen, stoßen wir diejenigen, die wir lieben, vor den Kopf, womit wir sie letztendlich beschützen wollen. Die erschütternde Logik dahinter lautet ungefähr so: *Wenn sie sich nicht mehr um mich kümmern, sind sie glücklicher. Wenn ich sie lange genug ärgere, verschwinden sie und sind besser dran.* Partner oder Partnerin hingegen fühlen sich natürlich bestraft, obwohl sie wirklich ihr Bestes geben. Obendrein ist das Zurückweisen selten erfolgreich. In der Regel bleibt der andere und grummelt nur insgeheim: »Ich strampele mich so ab, um ihm zu helfen, und das ist jetzt der Lohn?«

Über solche Dinge können die Angehörigen fast nie mit anderen reden. Keine Frau möchte preisgeben: »Ja, mein Mann hat gerade seine Chemotherapie – und er ist zur Zeit ein absoluter Stinkstiefel!«

Als ich Terry während ihrer Brustkrebserkrankung beistehen durfte, war ich glücklich darüber. Ich liebe sie, und es tat mir gut, dass ich etwas zu ihrem Kampf beitragen konnte. Als Gegenleistung wünschte ich mir nur ihre Anerkennung. Sie sollte mir zeigen, dass sie meine Leistung zu schätzen wusste, auch wenn nicht immer alles perfekt war. Ich wollte hören: »Hey, super, ich wusste gar nicht, dass du so was kannst!« Oder einfach: »Danke.«

Der gesunde Partner reagiert auf Zurückweisung mitunter mit massiven Selbstzweifeln: »Stößt sie mich weg, weil sie lieber einen anderen hätte, der sich um sie kümmert?« – »Ist er so fies, weil er ohne mich glücklicher wäre?« – »Mache ich beim Helfen etwas falsch?«

Sagen Sie als Patient ruhig einmal: »Ich hasse es, so abhängig zu sein« oder »Ich hasse es, mich ständig auf dich zu verlassen«. Oder aber: »Ich wünschte, ich wäre nicht so eine Last.« Vielleicht sogar: »Hey, du versorgst mich wirklich großartig!«

Eine Balance zwischen Unterstützung des Partners und Selbstversorgung ist sehr wichtig

Zu den schwierigsten Fragen unserer komplexen Situation zählt das Ausloten von Abhängigkeit und Unabhängigkeit. Ein gutes Beispiel ist Jack, der seit 15 Jahren mit seiner Frau verheiratet war. Bei ihm wurde Bauchspeicheldrüsenkrebs im Anfangsstadium entdeckt. Ein Teil der Bauchspeicheldrüse und der Zwölffingerdarm mussten entfernt werden, was bei dieser Tumorform das übliche Vorgehen ist. Außerdem schnitten die Ärzte einen Teil des Dünndarms und des Magens sowie diverse Lymphknoten heraus. Nach diesem aggressiven Eingriff kam es zu Infektionen und Blutungen. Häufig konnte der Magen sich nicht leeren, was Schmerzen und Probleme nach sich zog.

Die ersten Monate nach der Operation waren nicht leicht. Immer wieder war Jack bettlägerig, und er probierte die verschiedensten Ernährungsformen aus, um seinen Magen zu unterstützen. Seine Frau, eine Anwältin, schraubte ihre Tätigkeit stark zurück, um für Jack da sein zu können. Sie informierte sich über Diäten und begann, Jacks Insulinspiegel zu regulieren, was nach dem Teilverlust der Bauchspeicheldrüse erforderlich war. Er hatte immer weniger Energie und verließ sich abgesehen von der persönlichen Körperhygiene in jeder Hinsicht auf sie, ob in Bezug auf Essen, Gesellschaft oder den Umgang mit seinen Medikamenten.

Selbst vier Monate nach der Operation machte Jack kaum Fortschritte. Inzwischen hatten sie eine Ernährungsform gefunden, die ihm bekam (fettarmes Huhn, Fisch, Eier), und sein Insulin war stabil. Dennoch baute Jack nach wie vor ganz auf seine Frau. Ihre Kanzlei dümpelte nur noch vor sich hin, doch sie hatte Angst, ihn allein zu lassen, weil dann anscheinend jedes Mal seine Schmerzen zurückkamen.

Für Jack war es an der Zeit, unabhängiger zu werden. Leider benötigte er erst einen Anstoß von außen. Seine Schwester kam von außerhalb zu Besuch und war ganz perplex, ihren früher so großspurigen Bruder derart abhängig und passiv vorzufinden. Nachdem sie die beiden ein paar Tage zusammen erlebt hatte, hielt sie seine Frau spielerisch, aber energisch davon ab, jedes Mal in die Küche zu rennen, wenn Jack auf der Couch einen Wunsch äußerte. »Wer zur Toilette gehen kann, kann auch in die Küche gehen«, erklärte sie. »Ich verspreche dir, dass Jack da drüben nicht verhungert.«

Sie behielt recht.

Das Paar hatte in der Therapie einige Mühe damit, die intensive Abhängigkeit von Jack auf ein vernünftiges Maß zurückzuschrauben, aber nachdem wir ein paar Grundregeln aufgestellt hatten, konnte er sich allmählich wieder besser um sich selbst kümmern, und seine Frau konnte ihre normalen Arbeitszeiten wiederaufnehmen. Die Übergangsphase verlief jedoch keineswegs konfliktfrei. In den Therapiestunden mussten wir die beiderseitigen Erwartungen zu den täglichen Abläufen neu kalibrieren. Jack übernahm die Insulinspritzen und das Messen seines Blutzuckers. Auch am Kochen beteiligte er sich wieder wie vor der Krankheit. Außerdem begann er ein Sportprogramm und verlangte nicht mehr von seiner Frau, ihm Essen und Lesestoff zu bringen, wenn er sich dies selbst holen konnte.

Diese Geschichte ist nicht ungewöhnlich. Es kann beiden Beteiligten Angst machen, sich von eingeschliffenen Abhängigkeitsmustern zu lösen. Wenn diese aber länger andauern als nötig, können sie zerstörerisch wirken, weil sie dem Paar allen Spielraum nehmen.

Die ersten Schritte zu mehr Unabhängigkeit fallen normalerweise am schwersten. Jack scheute anfangs davor zurück, sein Insulin selbst zu dosieren, und führte eine ganze Reihe – nicht sonderlich überzeugender – Argumente auf, warum er nicht dazu in der Lage sei. In meinem Sprechzimmer strich seine Frau ihm liebevoll über den Arm und sagte mit abgewandtem Blick leise: »Nein, ich glaube, du kannst das.«

Der entscheidende Faktor, der Jack neues Vertrauen in seine eigenen Fähigkeiten schenkte, war, dass seine Frau nicht urteilte, sondern ihn ermunterte. Das sollten wir uns gut merken. Es kommt darauf an, dass der Partner hart bleibt, aber Mut macht· Du schaffst das!

Psychologen bezeichnen unsere Urteile über unsere Fähigkeiten, etwas Bestimmtes zu schaffen, als »Selbstwirksamkeitserwartung«. Das Konzept der Selbstwirksamkeit geht auf Albert Bandura zurück, der herausfand, dass Selbstwirksamkeit in Bezug auf eine bestimmte Tätigkeit zunehmend auf andere Bereiche übergreift. Und wie Albert vorhergesagt hätte, nahm Jack, nachdem er das Insulin selbst dosierte, auch andere Dinge wie Autofahren und Einkaufen wieder auf.

9. Vorsorge für den Ernstfall treffen

Die erste Lektion in diesem Kapitel gilt für alle. Bitte legen Sie in einer Patientenverfügung schriftlich fest, was medizinisch für Sie getan werden soll, wenn Sie nicht mehr selbst für sich sprechen können. Solche Dinge sollten meiner Meinung nach alle Paare regeln, und zwar im Idealfall in Anwesenheit des anderen, damit Sie Ihre Wünsche klar äußern können. Warum das so wichtig ist, möchte ich anhand einer wahren Geschichte erklären, die ich während der Vorarbeiten zu diesem Buch hörte.

Die zwei Abschnitte danach richten sich an Patienten und deren Partner, wenn das Ende des Lebens absehbar wird. Wer sich solchen Themen aktuell nicht stellen muss, kann diesen Teil überspringen. Es geht darin um zentrale Fragen, die kurz vor dem Tod zu bedenken sind, aber auch darum, wie man mit Pflegekräften und Ärzten über das Sterben sprechen kann. Zum Schluss befassen wir uns mit Trauer.

Führen Sie das »Und was, wenn ...«-Gespräch und hinterlegen Sie entsprechende schriftliche Anweisungen

Mein erster Rat an jedes Paar lautet: Findet heraus, was der Partner möchte, falls ihr entscheiden müsst, ob lebensverlängernde Maßnahmen ergriffen werden sollen.

Penny Carruth

Etwas in mir raunte mir zu, wenn ich alles hinschreibe, würde ich es geradezu einladen.

Diana Kounk

Ich werde noch ein alter Mann.

Harman Spence

Du bist ein alter Mann.

Linda Spence

Als ich Mel Carruth kontaktierte, einen kräftigen Mann aus dem ländlichen Umfeld von Dallas, schloss dieser gerade seinen Laden ab. Mit lauter Stimme fragte er, ob wir das Gespräch während seiner Heimfahrt führen könnten. Er erwähnte, dass er und seine Frau wegen seines Lymphoms ein paar harte Jahre hinter sich hätten und es für ihn mehrfach sehr knapp gewesen war. Allerdings erinnerte er sich nicht mehr so genau an diesen Zeitraum. Besonders eine sehr schwierige Nacht war ihm entfallen.

Später erzählte mir Penny, die über 20 Jahre mit ihm verheiratet war, die Einzelheiten. Mel hatte Atembeschwerden gehabt, deshalb hätten sie die Notaufnahme aufgesucht. Es kamen immer neue Ärzte und Pfleger, die schließlich meinten, seine Lage sei ziemlich ernst. Sie versuchten es mit verschiedenen schnellen Behandlungen wie Inhalierspray und Adrenalin, aber Mels Atmung schien sich nicht zu verbessern. Zusätzlich war er dehydriert und hatte diverse sehr ungute Laborwerte.

Schließlich erklärte ein Lungenfacharzt Penny, dass Mel oben auf die Intensivstation müsse, damit man ihn mit Sauerstoff versorgen könne. Sie war einverstanden. Mel wurde zum Aufzug geschoben, während Penny die Treppe hinaufstieg. Als sie oben ankam, legte man ihr ein Formular vor.

Was dann geschah, beschrieb sie mit den folgenden Worten: »Ich hatte unterschrieben, dass man ihn künstlich beatmen dürfte. Darüber hatten wir nie gesprochen. Mel hat Klaustrophobie ... Sie haben ihm eine Maske aufgesetzt, und er hat immerzu dagegen angekämpft. Schließlich haben sie seine Hände fixiert.« Sie stockte und fuhr fort: »Die ganze Nacht hat er sich gegen die Maske gewehrt. Schließlich mussten sie ihn intubieren und einen Schlauch in seinen Rachen schieben. Das war die längste Nacht meines Lebens, und ich dachte damals: ›War das die richtige Entscheidung?‹«

Penny ist nicht die Einzige.

In den USA sterben rund 2,4 Millionen Menschen pro Jahr[1], und 70 Prozent davon können in ihren letzten Tagen nicht mehr klar denken und entscheiden[2]. Damit überlassen wir die Entscheidungen unseren Angehörigen. Pennys Bericht zeigt exemplarisch, was für schwierige Situationen auftreten können. In einer Studie wiesen vier von fünf Angehörigen, die für den anderen entscheiden mussten, Symptome einer posttraumatischen Belastungsstörung auf.[3]

Weder als Patient noch als Angehöriger kann man wissen, ob ein Beatmungsgerät nur vorübergehend oder auf Dauer erforderlich ist. Studien zufolge möchten die meisten Menschen ihre letzten Minuten nicht an einer Beatmungsmaschine hängen.

Deshalb müssen wir derartige Fragen ansprechen, bevor es so weit ist. Es ist empfehlenswert, sich dafür zwei Formulare einer Patientenverfügung zu besorgen und diese *gemeinsam* auszufüllen. Das heißt, der Patient beschreibt, was er möchte, während der Lebensgefährte Fragen stellt und die Antworten aufschreibt, und umgekehrt. So können wir sicher sein, dass im Ernstfall beide am selben Strick ziehen.

Genauere Informationen und entsprechende Formulare erhalten Sie beim Justizministerium, Pflegediensten, in Kliniken oder vom Arzt, oder Sie lassen sich individuell vom Notar beraten.[4]

Sehen Sie es so: Eine detaillierte Patientenverfügung ist ein bleibendes Geschenk, das wir unseren Familien geben können und sollten.

Sprechen Sie mit dem Partner, den Ärzten und dem Pflegeteam über Ihre Wünsche

Wir hatten nicht so viel Zeit, wie ich gern gehabt hätte. Die Chemotherapie und die Bestrahlung – ich wünschte, wir hätten das gelassen und lieber als Paar noch ein paar gute Monate verlebt. Wir hatten nie richtig Zeit für uns. Nehmt die zwei Monate, in denen man euch noch mehr Strahlen und Chemo verpassen will, und macht etwas Gutes daraus. Das haben wir versäumt.

Peggy Langdon

Wir hatten ein paar Mal Streit, zum Beispiel um die Fortsetzung seiner Behandlung. Ich habe mich nie so richtig damit arrangiert, aber nach diesem letzten Mal hat er, glaube ich, verstanden, dass das nicht gut war.

Jody Price

In diesem Abschnitt geht es um das Ende des Lebens. Damit muss sich nicht jeder auseinandersetzen. Wenn Sie also aktuell nicht darüber nachdenken müssen, können Sie diesen Teil einfach überspringen. Weiterlesen sollten Sie, wenn Sie sehen, dass die Behandlungsansätze nicht oder nicht mehr anschlagen, und sich fragen, wie Sie nun so zurechtkommen sollen, dass Sie möglichst wenig leiden und Ihren Lieben keine schweren Entscheidungen aufbürden.

Stellen wir uns der Tatsache, dass das Lebensende keine leichte Phase ist und viel auf dem Spiel steht. Ärzte reden eher ungern darüber, wir aber müssen es tun. Ich habe mit etlichen Hinterbliebenen gesprochen, die hinterher bedauerten, wie man den Menschen, den sie liebten, am Ende seines Lebens medizinisch versorgt hatte. In fast allen Fällen war die Behandlung aggressiver gewesen, als der Partner es gewünscht hätte. Manche Patienten bekamen mehr Chemotherapie, als sie wollten, mehr lebenserhaltende Maßnahmen, als sie sich gewünscht hatten, oder waren häufiger im Krankenhaus als zu Hause, obwohl sie es sich anders vorgestellt hatten.

Das ist ein echtes Problem. Viele Onkologen behandeln uns bis zum Ende sehr aggressiv. Bei unheilbarem Krebs können Chemotherapie und Bestrahlung unseren Zustand in manchen Fällen zwar tatsächlich erleichtern. Mitunter können dadurch Tumoren schrumpfen, die Beschwerden bereiten, oder man kann Knochen-schmerzen lindern. In vielen Fällen verursacht die Chemothera-pie jedoch schwerwiegende Nebenwirkungen. Das Hauptproblem für Paare, die sich am Ende des Lebens noch an der Gesellschaft des anderen erfreuen wollen, ist die Wirkung der Chemothera-pie auf das Gehirn.

Die entsprechenden Diskussionen mit den Ärzten verlaufen sehr unterschiedlich, je nachdem, wie viel Erfahrung diese in Ge-sprächen mit Sterbenden haben. Auch für den Partner kann es sehr schwer sein, das Thema anzuschneiden, wenn der Patient die Behandlung offenbar noch fortsetzen will. Insgesamt sind Ärz-te heute schon viel offener beim Thema Sterbebegleitung, warten aber nach wie vor am liebsten bis zur allerletzten Minute. Dann ist es häufig nicht mehr möglich, weniger aggressiv zu behandeln.

Eine ungute Dynamik entsteht, wenn der Sterbende sich für seine Familie zusammenreißt und niemandem gestattet, »die Hoffnung aufzugeben«. Er oder sie kann verlangen, dass die Be-handlung fortgesetzt wird, auch wenn jegliche medizinische Er-fahrung darauf hindeutet, dass sie vergeblich ist. Die behandeln-den Ärzte spielen dieses Spiel teilweise unabsichtlich mit, indem sie nicht das direkte, ehrliche Gespräch suchen. Wenn der Part-ner von der Vorstellung des tapfer kämpfenden Patienten weniger angetan ist und lieber noch ein paar gute Tage mit ihm hätte, hat er vielleicht Angst, das Behandlungskonzept infrage zu stellen. Niemand möchte darauf bestehen, die Behandlung abzubrechen, wenn Arzt und Patient sich offenbar einig sind.

Unter solchen Umständen empfehle ich, nicht um den heißen Brei herumzureden, zum Beispiel indem Sie sagen: »Glauben Sie, dass diese Behandlung das Leben meines Mannes (oder meiner

Frau) verlängern oder die Lebensqualität verbessern wird? Sollten wir nicht überlegen, ob wir die Behandlung abbrechen? Ich möchte die gemeinsame Zeit noch genießen und meinen Mann (beziehungsweise meine Frau) zu Hause haben. Wie können wir das am besten erreichen?« Oder fragen Sie: »Glauben Sie, dass wir alles getan haben, was in unserer Macht steht, um diese Krankheit zu besiegen?«

Ärzte können uns nie genau sagen, wie lange wir noch zu leben haben. Dr. Nicholas Christakis aus Harvard hat sich mit Kollegen Studien angesehen, in denen Ärzte um eine Schätzung der verbliebenen Lebensspanne eines Patienten gebeten wurden. Diese Vorhersagen verglich man mit der tatsächlichen Lebenszeit. In der Regel lagen die Ärzte richtig, wenn der Tod innerhalb der nächsten vier Wochen bevorstand. Bei längeren Zeiträumen waren ihre Schätzungen schlechter. Auffällig dabei war, dass sie die Zeit zumeist überschätzten.[5]

In dieser Untersuchung setzten 63 Prozent der Ärzte die Überlebenszeit zu hoch an. Besonders interessant ist dabei, dass ein Arzt Patienten umso mehr Zeit zugesteht, je stärker er an ihrem Schicksal Anteil nimmt. Das erhöht jedoch die Gefahr, dass wir nicht mehr dazu kommen zu sagen: »Danke, ich liebe dich, und denk bitte daran, die Blumen zu gießen.«

Solche Gespräche können jedoch sehr wichtig sein. Gegen Ende ihres Lebens sagte meine Mutter zu meinem Vater und zu mir, dass sie sich für ihn neue Beziehungen wünschte, wenn sie nicht mehr wäre. »Ich will nicht, dass er alleine ist«, sagte sie und zeigte dann mit dem Finger auf mich. »Und du kannst ihn unterstützen.« Wenn meine Mutter diese wichtigen Gespräche nicht geführt hätte, wäre das Leben für uns deutlich schwerer geworden. Ich hätte viel mehr Vorbehalte gehabt, als er später mit anderen Frauen ausging, und er hätte sich vielleicht nicht auf neue Beziehungen eingelassen.

Die meisten Ärzte möchten bei einer Vorhersage optimistisch sein, und – wie der Chirurg Atul Gawande es ausdrückte – die meisten Ärzte haben viel mehr Angst vor dem eigenen Pessimismus als vor Optimismus. »Ärzte scheuen vor allem davor zurück, die Erwartungen des Patienten zu zertrampeln. Und ein Gespräch über das Sterben ist außerordentlich riskant ... Da will man sich auf keinen Fall mit der Wahrheit auseinandersetzen.«[6] In der integrativen Medizin wirft man den Ärzten regelmäßig vor, sie würden ihre Patienten mit zu vielen schlechten Nachrichten regelrecht »verfluchen«. Deshalb geben sich viele Mühe, kein zu trostloses Bild zu malen, obwohl diese kleinen Notlügen auch ihre Schattenseiten mit sich bringen.

Wer sich nicht die Zeit nimmt klarzustellen, wie er die letzte Grenze überschreiten will, endet leicht im Krankenhaus, wo man versuchen wird, das Ende möglichst lange hinauszuzögern – auch wenn dies nur bedeutet, dass man ein unschönes Sterben verlängert oder Schlimmeres.

Die andere Möglichkeit besteht in klar geäußerten Wünschen an unsere Partner und Ärzte. Medizinisch geht es dabei um Palliativpflege oder den Wechsel in ein Hospiz. Der Arzt kann uns in ein Hospiz überweisen, wenn eine unheilbare und bereits weit vorgeschrittene, schwere Krankheit vorliegt und eine ambulante Versorgung nicht möglich ist. (In Amerika muss der Arzt hierzu unterschreiben, dass der Tod voraussichtlich innerhalb der nächsten sechs Monate eintreten wird.) Im Hospiz geht es um Sterbebegleitung, nicht um Heilung. Hospizpflege wird teilweise auch in Altenpflegeeinrichtungen oder ambulant angeboten.

Hospize und Palliativmedizin konzentrieren sich auf das Wohlbefinden des Sterbenden. Interessanterweise scheinen Patienten, die um Palliativ- oder Hospizpflege bitten, anstatt sich darauf zu versteifen, »alles Erdenkliche« zu unternehmen, im Vergleich tatsächlich länger zu leben. In einer Studie hatten Lungenkrebspatienten, die Palliativpflege erhielten, eine höhere Lebensqualität, bessere Laune und eine fast drei Monate längere Lebenserwartung als Patienten unter Standardbehandlung.[7] Die bessere Lebensqualität bezog sich auch auf die Partner. Eine andere Studie ergab, dass Angehörige von Patienten, die nicht mechanisch beatmet wurden, sondern Brustwickel erhielten oder auf der Palliativstation sterben durften, ein dreifach geringeres Risiko für schwere Depressionen hatten.[8]

Ich rate dazu, dieses Gespräch mit Partner und Arzt früher zu führen, als Ihnen lieb wäre. Eine meiner Interviewpartnerinnen, Peggy Langdon, erhielt leider nicht mehr die Chance, die letzten Monate mit ihrem Mann so zu verbringen, wie sie es sich vorgestellt hätte. Noch als ihr Mann schon im Sterben lag, bot das Behandlungsteam neue Chemotherapie- und Bestrahlungsoptionen an. »Das war ein Fehler«, sagte sie und trug mir auf, Patienten gegen Ende des Lebens zu mehr Selbstbewusstsein gegenüber dem Behandlungsteam zu ermuntern.

Manchmal besteht die Befürchtung, Palliativpflege würde zwar die Lebensqualität verbessern, aber zum Aufgeben ermuntern. Palliativmediziner argumentieren, dass ihr Ziel darin besteht, Qualität und Quantität der Maßnahmen auszubalancieren. Vor jeder Leistung steht die Frage: Wie verbessern wir dadurch das Leben des Patienten? Manchmal ist die Fortsetzung der Behandlung sinnvoll. Wenn durch Chemotherapie die Größe schmerzhafter Tumoren zurückgeht, können wir beispielsweise die Behandlung fortsetzen und sie dennoch als palliativ bezeichnen.

Onkologen beziehen Palliativmediziner leider eher zögerlich ins Behandlungsteam mit ein. Dann liegt es am Patienten, nach einer derartigen Behandlung zu fragen. In einer entsprechenden Situation würde ich folgende Formulierung verwenden:

»Frau XY, wir haben darüber gesprochen, und wenn diese Krankheit mein/sein/ihr Leben in absehbarer Zeit deutlich verkürzen wird, legen wir Wert auf Palliativpflege oder ein Hospiz. Wir geben nicht einfach auf, aber wir wollen die uns verbliebene Zeit bestmöglich nutzen und die Intensivstation vermeiden. Können Sie uns entsprechend unterstützen?«

Wenn man die Patienten fragt, was sie wollen, möchten die meisten ihren Familien nicht zur Last fallen. Sie wünschen sich, nicht zu leiden und bewusst mitzuerleben, was um sie herum geschieht. Dennoch ergeht es vielen wie David Jones, den ich während meiner Ausbildung in Harvard kennenlernte. Man hatte mich dem psychiatrischen Dienst zugewiesen, der bei besonders niedergeschlagenen oder psychiatrisch auffälligen Patienten hinzugeschaltet wurde.

Jones war ein 45 Jahre alter Patient mit Darmkrebs, der auf der Intensivstation nur noch zeitweise bei Bewusstsein war. Er hatte zahlreiche fehlgeschlagene Behandlungen hinter sich, erhielt jetzt starke Schmerzmittel und war gerade wieder vom Beatmungsgerät getrennt worden, an dem er die letzten zwei Wochen gehangen hatte. Zu uns wurde er überstellt, als sein Fluchen und

Weinen für die Krankenschwestern unerträglich wurde. Es war ein furchtbares Ende.

Ein anderes Thema ist die Frage, wie der Partner damit klarkommt, wenn der Patient zu Hause stirbt. Ein junger Arzt gestand mir, dass seine Familie sehr abergläubisch sei. Niemand wollte zu Hause sterben, um dem Haus keine schlechte »Aura« zu hinterlassen. Deshalb ermunterte er Patienten lieber dazu, sich die letzten Tage in der Klinik betreuen zu lassen.

Natürlich gibt es Kranke, die länger leben als gedacht. Zudem möchten viele Patienten »kämpfen bis zum Schluss«. Das ist nicht verkehrt, solange es eine bewusste Entscheidung ist. Unter Ärzten heißt es oft: »Die Menschen sterben so, wie sie gelebt haben.« Wer von Geburt an gegen die Welt angekämpft hat, ringt häufig auch mit dem letzten Akt und ist auch durch noch so viel Unterstützung seitens des Partners nicht zu erreichen.

Trauer zählt zu den schmerzlichsten Gefühlen im Leben, aber die schlimmste Phase währt nicht ewig

Sag den Menschen einfach, sie müssten durchhalten, denn am Ende wird es tatsächlich etwas besser.

Peggy Langdon

Ohne einen Abschnitt über das Trauern wäre ein Buch für Paare, die mit Krebs fertigwerden müssen, nicht vollständig. Wenn Sie vor Kurzem Ihren Mann oder Ihre Frau verloren haben oder Ihnen demnächst ein solcher Verlust bevorsteht, sind diese Worte für Sie.

In erster Linie tut es mir leid. Sie machen eine zutiefst menschliche Erfahrung. Einen geliebten Menschen zu verlieren gehört zu den prägendsten und schlimmsten Erlebnissen unseres Lebens.

Beginnen wir mit einem Blick auf das Gesamtbild. Wer vor Kurzem vom Lebensgefährten Abschied nehmen musste, kann meist nichts anderes mehr wahrnehmen als seinen Schmerz. Es kommt zu Schlafstörungen, der Appetit bleibt aus, und man vergisst, seine Medikamente zu nehmen. Rechnungen werden nicht mehr überwiesen, und die Wäsche bleibt sowieso liegen.

Ich verspreche Ihnen: Mit der Zeit schimmern auch andere Dinge wieder durch und werden langsam wichtiger.

Nach dem Verlust des Partners weitermachen zu müssen kann sich anfühlen, als müsste man aus einer viel zu engen Parklücke herausrangieren. Man setzt ein Stück vor und wieder ein Stückchen zurück. Und irgendwann zieht man raus. Wenn man ein wenig weiterkommt, sagt man vielleicht: »Hey, es geht voran!«, und wenn man dann wieder rückwärtsfährt, sagt man: »Das schaffe ich nie.« Letztendlich glaube ich nicht, dass man über einen schlimmen Verlust jemals hinwegkommt. Es geht eher darum, ihn ins eigene Leben zu integrieren. Wir lernen, damit zu leben, ohne dass der Schmerz alles andere übertönt.

Es ist normal, den anderen neben sich zu sehen und zu fühlen, seine Stimme zu hören, ihn in einer Menge zu entdecken oder mit ihm zu sprechen. Es ist normal, ihn zu riechen, seine Schritte im Gang zu hören oder das vertraute Klirren des Schlüsselbunds. Ebenso normal ist es, gar nichts zu fühlen, also absolute Gefühlstaubheit.

Gewisse Autoren, wie die bekannte Elisabeth Kübler-Ross, vertreten die Ansicht, dass es verbreitete Stadien der Trauer gibt, darunter Leugnen, Zorn und Verhandeln. Wissenschaftlich ist dies jedoch nicht untermauert. Es sieht eher so aus, als wäre Trauer ein ganz individueller Prozess. Zwei Aufgaben erscheinen dabei allerdings wichtig zu sein, und zwar das Bewahren und das Loslassen. Wir brauchen Zeit, um unsere Erinnerungen zu festigen und zu bewahren, und wir brauchen Zeit, um uns von ihnen zu lösen. Beides ist notwendig.

Als meine Mutter starb, war mein Vater, der über 40 Jahre an ihrer Seite gewesen war, am Boden zerstört. Noch heute erinnere ich mich an das schrille Aufheulen seiner Stimme um fünf Uhr in der Frühe. Es war der Morgen nach ihrem Tod, und er schrie auf, weil ihm klar wurde, dass sie nie wieder da sein würde. Das Loslassen bestand für ihn darin, jeden Tag jemandem außer Haus zu begegnen. Mindestens einmal am Tag versuchte er, bei Nachbarn, Freunden oder anderen Familien zu essen. Außerdem ging er jeden Tag spazieren, und allmählich kehrte seine Lebendigkeit zurück.

Man kann mit Trauer auch anders umgehen. Wer den Partner vor dem 70. Lebensjahr verliert, scheint sich schwerer zu tun als bei einem späteren Todesfall. Auch bei ungelösten Fragen – beispielsweise nach einer Affäre oder anderen Eheproblemen – scheint es für den Hinterbliebenen schwieriger zu sein. Schuldgefühle aller Art sind ebenso schwer zu bewältigen, wie wenn man mitansehen musste, wie der Partner sich vor seinem Tod sehr quälte.

Nach einem Todesfall fragen sich die überlebenden Partner mitunter, warum sie noch weiterleben sollen. Diese Sinnfrage ist wichtig und wirkt sich auf unsere Lebensqualität und Antriebskraft aus. Der Arzt Viktor Frankl, der während des Zweiten Weltkriegs in drei verschiedenen Konzentrationslagern einsaß, unter anderem in Auschwitz, beobachtete zu seiner Überraschung, dass kerngesunde junge Männer im Lager mitunter rasch krank wurden und starben, wohingegen alte Frauen überlebten. Das brachte ihn ins Grübeln, bis er schließlich mit den anderen Insassen redete. Er fand heraus, dass diejenigen, die etwas hatten, wofür sie lebten, also einen Grund zum Überleben, das Lager häufig erfolgreich ertrugen, während diejenigen, denen dieser Grund fehlte, starben.

In der Dunkelheit nach dem Tod des liebsten Menschen auf der Welt kann es sehr schwer sein, einen solchen Sinn zu sehen. Manch einer findet ihn in der Erkenntnis, dass der Partner sich genau das für uns gewünscht hätte: weiterleben. Manchmal besteht der Sinn auch in den Kindern, Enkeln, Eltern oder anderen Menschen, die uns brauchen. Für wieder andere ergibt sich jetzt die Gelegenheit, etwas Neues anzufangen, womit sie für andere da sein können. Ehrenamtliche Arbeit, die Rückkehr in den Beruf oder eine Unterstützung von Organisationen für Krebskranke sind ebenfalls hilfreiche Möglichkeiten. Manche Hinterbliebene schließlich beginnen etwas, wofür vorher nie Zeit oder Muße war. Patienten von mir fingen an zu wandern, Vögel zu beobachten oder Turnierscrabble zu spielen. Andere machten ihren Tauchschein oder ihren Pilotenschein oder kletterten in Höhlen herum.

Manchmal hilft es auch, sich mit anderen Trauernden auszutauschen. Die eigenen Gedanken aus dem Mund eines anderen zu hören kann sehr beruhigend sein und dazu beitragen, sich verbunden zu fühlen. Das gilt insbesondere, wenn man das Gefühl hat, die Welt würde sich gleichgültig weiterdrehen, nur wir säßen fest und wären mit unserem Verlust allein.

Als Viktor Frankl nach der Befreiung aus dem Lager nach Wien zurückkehrte, musste er feststellen, dass seine Frau und seine Eltern in den Lagern umgekommen waren. Er lebte weiter, heiratete erneut, erwarb mit Ende 60 seine Pilotenlizenz und lehrte bis zum Alter von 85 Jahren an der Universität Wien. So zeigte er mit langem Atem, dass auch nach einem schweren Verlust noch ein – tatsächlich erfülltes – Leben warten kann.

Etwas mehr als ein Schlusswort

Er erzählt allen, wie toll ich bin. Nur nicht mir.
Linda Spence

Zeigen Sie viel Verständnis für Ihren Partner – dies gilt für den kranken genauso wie für den gesunden

Wir Ehe- und Partnerschaftsberater sind ganz versessen auf Kommunikation. Wir wollen die verschiedenen Sichtweisen von Männern und Frauen verstehen (wie in der Vorstellung, dass beide von verschiedenen Planeten stammen), was fraglos hilfreich ist, um den Perspektivwechsel nachzuvollziehen. Je gründlicher die Forschung jedoch in die spannende Welt komplexer Beziehungen vordringt, desto deutlicher wird, dass gewisse einfache alte Vorstellungen sehr wahr sind. Ein Beispiel ist die treffende Aussage von Abraham Joshua Heschel, einem führenden jüdischen Philosophen und Theologen des 20. Jahrhunderts: »Als kleiner Junge habe ich die klugen Leute bewundert. Jetzt, wo ich alt bin, bewundere ich die netten Leute.« Wie sich herausstellte, haben Empathie und Aufmerksamkeit gegenüber dem Partner große Bedeutung bezüglich der Qualität unserer Beziehungen.

Eine Forschungsarbeit der Universität Virginia analysierte Daten von über 3000 verheirateten Männern und Frauen. Dabei kam heraus, dass Verständnis und Aufmerksamkeit – in Form von kleinen Nettigkeiten, gewohnheitsmäßigen Zeichen der Zuneigung und des Respekts sowie der Bereitschaft, dem anderen seine Fehler zu verzeihen – viel mit der Zufriedenheit in der Ehe zu tun haben. Verständnis vermindert das Trennungsrisiko erheblich.[1]

Wenn wir krank werden, kann es furchtbar schwer sein, die Energie aufzubringen, dem Partner bei allem zu helfen, was erforderlich ist. Aber wir können auch mit Worten und Aufmerksamkeiten eine große Hilfe sein. John Gottman schuf mit Kollegen das sogenannte Liebeslabor an der Universität Washington. Dort zeigte sich, dass erfolgreiche Paare dem Partner viele Male am Tag – auch nach Konflikten – positive Signale geben.[2] Teilweise spiegelt dies, dass erfolgreiche Paare liebevolle Gefühle gegenüber dem Partner hegen, sodass wir hier natürlich eine Henne-und-Ei-Geschichte haben. Zweifellos hilft es jedoch, zum anderen einfach nett zu sein, selbst wenn für alles andere keine Energie mehr da ist.

Wenn also gar nichts mehr geht, dann seien Sie einfach nett zueinander. Zeigen Sie sich großmütig und verständnisvoll.

Danksagung

Ich möchte mich bei den vielen Paaren und Personen bedanken, die mir ihre Erfahrungen mitgeteilt und mir großzügig gestattet haben, diese aufzuzeichnen und zu zitieren. Jeder Einzelne, mit dem ich gesprochen habe, hat ein Stückchen Weisheit beigetragen. Über die Jahre hinweg habe ich auch viel von mutigen Patienten gelernt, die mich für eine Paarberatung aufsuchten. Ihre Einsichten bilden den Grundstock für dieses Buch. Ich danke Alma Jeanne Brandt und Dee Bailey, die alle Interviews transkribiert haben. Dee Bailey hat ein geordnetes Schema dafür entwickelt und dabei einige Themen entdeckt, die ich vernachlässigt hatte und die zu weiteren Kapiteln führten. Dr. Kimberly Myers hat das gesamte Manuskript gelesen und Zeile für Zeile kommentiert. Ihre Rückmeldungen waren so optimistisch, praktisch umsetzbar und einfühlsam wie immer. Meiner Agentin, Rebecca Friedman, bin ich dankbar für ihre frühzeitigen Anregungen, ebenso meiner Redakteurin Jennifer Urban-Brown, deren harte Arbeit viel zum Schliff des Manuskripts beigetragen hat. Vor allem aber danke ich meiner Familie, die sich bereits daran gewöhnt hat, in meinen Veröffentlichungen aufzutauchen, und trotzdem noch immer mit mir zusammenlebt.

Anmerkungen

Nachfolgend finden Sie die Namen und Publikationsdaten der in diesem Buch zitierten Artikel. In einzelnen Fällen habe ich noch ein paar Worte ergänzt, die im Buch selbst nicht passten, für den Einzelnen jedoch interessant sein könnten.

Einleitung

1. Yang, Hae-Chung und Tammy A. Schuler. Marital Quality and Survivorship: Slowed Recovery for Breast Cancer Patients in Distressed Relationships. *Cancer* 2010; 116(4): 1009.

Kapitel 1

1. Stiefel M., A. Shaner und S. D. Schaefer. The Edwin Smith Papyrus: The Birth of Analytical Thinking in Medicine and Otolaryngology. *Laryngoscope* 2006; 116(2): 182-88. Bemerkenswerterweise gingen mit dem Niedergang der ägyptischen Zivilisation viele chirurgische Kenntnisse verloren, bis sie gegen 300 vor unserer Zeitrechnung durch Hippokrates und dessen Schüler wiederbelebt wurden, die damals wieder mit dem Operieren begannen. Westliche Quellen berufen sich in der Regel auf den Griechen Hippokrates, während solche Eingriffe in Wahrheit ursprünglich von den Ägyptern ausgeführt wurden.
2. Oken, Donald. What to Tell Cancer Patients: A Study of Medical Attitudes. *Journal of the American Medical Association* 1961; 175(13): 1120-28.
3. Novack, Dennis H. et al. Changes in Physician's Attitudes toward Telling the Cancer Patient. *Journal of the American Medical Association* 1979; 241: 897-900.
4. Arnold P. Gold Foundation, E-Mail vom 10. Februar 2010 zu den Ergebnissen einer Umfrage zur Patientenzufriedenheit mit 600 Patienten. Bisher nicht wissenschaftlich veröffentlicht.

5. Pollak, Kathryn I. et al. Oncologist Communication about Emotion during Visits with Patients with Advanced Cancer. *Journal of Clinical Oncology* 2007; 36(25): 5748-62.

6. Jauhar, S. House Calls. *New England Journal of Medicine* 2004; 351(21): 2149-51.

7. Mount Sinai Annual Report (1955), S. 23; zitiert bei Kenneth M. Ludmerer. *Time to Heal: American Medical Education from the Turn of the Century to the Era of Managed Care.* Oxford University Press, Oxford 1999: 108.

8. Centers for Disease Control (2007). *National Hospital Discharge Survey.* Siehe Tabellen in der Zusammenfassung. www.cdc.gov/nchs/nhds. htm. Zahlen für Deutschland laut Pressemeldung der Deutschen Krankenhausgesellschaft vom 6. Februar 2013: Diagnosedaten der Patienten und Patientinnen in Krankenhäusern. *http://www.dkgev.de/dkg.php/ cat/62/aid/10285/title/Diagnosedaten_der_Patienten_und_Patientinnen_ in_Krankenhaeusern_* (Zugriff 8.5.2014).

9. Cherry, Donald K. et al. National Ambulatory Medical Care Survey: 2006 Summary. *National Health Statistics Reports,* 6. August 2008; 3. *www.cdc.gov/nchs/data/nhsr/nhsr003.pdf.* Tabelle 28 benennt die durchschnittlich verbrachte Zeit mit dem Arzt nach Fachgebiet.

10. Dolce, M. C. The Internet as a Source of Health Information: Experiences of Cancer Survivors and Caregivers with Healthcare Providers. *Oncology Nursing Forum,* Mai 2011; 38(3): 353-59.

11. Andrea Meier et al. How Cancer Survivors Provide Support on Cancer-Related Internet Mailing Lists. *Journal of Medical Internet Research* 2007; 9(2): e12. In dieser Studie untersuchte die Autorin nach dem Zufallsprinzip neun Prozent aller Nachrichten, die auf den zehn beliebtesten Listen gepostet wurden, und kodierte den Inhalt. Sie stellte fest, dass die Listen sehr wenig themenfremde Diskussionen hatten und die meisten Schreibenden mehr Unterstützung boten, als sie erbaten. Das häufigste Thema der Listen war bemerkenswerterweise die Kommunikation mit Ärzten und Pflegepersonal. Auch technische Erklärungen zur Durchführung bestimmter Dinge waren verbreitet.

12. Einen Überblick über die zertifizierten Zentren zu Organkrebs liefert die Arbeitsgemeinschaft Deutscher Tumorzentren e.V. (ADT) auf http://www.tumorzentren.de/organkrebszentren.html.

13. http://www.krebsinformationsdienst.de/wegweiser/adressen/ansprech-partner2.php (Stand: Mai 2014). Die Seiten des Krebsinformations-dienstes sind ein ausgezeichneter Anlaufpunkt für Informationen rund um eine Krebserkrankung.

14. Jensen, Jani R., Dean E. Morbeck und Charles C. Coddington III. Fer-tility Preservation. *Mayo Clinic Proceedings* 2011; 86(1): 45-49.

15. Donnez, J. et al. Children Born after Auto-Transplantation of Cryo-preserved Ovarian Tissue: A Review of Thirteen Live Births. *Annals of Medicine* 2011; 43(6): 437-50.

16. Quinn, G. P. et al. Impact of Physicians' Personal Discomfort and Pati-ent Prognosis on Discussion of Fertility Preservation with Young Cancer Patients. *Patient Education and Counseling* 2009; 77(3): 338-43.

17. http://www.krebsinformationsdienst.de/leben/kinderwunsch/kinder-wunsch-index.php. Siehe auch: http://www.krebsgesellschaft.de/lk_kin-derwunsch_krebs_ueberblick,213304.html sowie die Broschüre *Kinder-wunsch und Krebs* der Deutschen Krebshilfe, Die blauen Ratgeber Nr. 49, Bonn 2012 (als pdf verfügbar unter: http://www.krebshilfe.de/fileadmin/Inhalte/Downloads/PDFs/Blaue_Ratgeber/049_kinderwunsch.pdf).

Kapitel 2

1. Field, Tiffany et al. Autistic Children's Attentiveness and Responsiveness Improve after Touch Therapy. *Journal of Autism and Development Disor-ders* 1997; 27(3): 333-38.

2. Carey, Benedict. Evidence that Little Touches Do Mean So Much. *New York Times,* 23. Februar 2010: D5; Field, Tiffany et al. Massage Therapy Reduces Pain in Pregnant Women, Alleviates Prenatal Depression in Both Parents and Improves Their Relationships. *Journal of Bodywork and Movement Therapies* 2007; 12(2): 146-50.

3. Kraus, M. W., C. Huang und D. Keltner. Tactile Communication, Co-operation, and Performance: An Ethological Study of the NBA. *Emo-tion* 2010; 10(5): 745-49. Genau genommen ist unklar, was zuerst kam, die Berührung oder der Erfolg. Zur Zeit der Studie zählten die Boston Celtics und die LA Lakers zu den erfolgreichen Basketballteams, und beide hatten mehr Touches als jede andere Mannschaft.

4. Pisu, Maria et al. The Out-of-Pocket Cost of Breast Cancer Survivors: A Review. *Journal of Cancer Survivorship* 2010; 4(3): 202-9.

5. Grant, Richard W. et al. Impact of Concurrent Medication Use on Statin Adherence and Refill Persistence. *Archives of Internal Medicine,* 22. November 2004; 164(21): 2243-48; Piette, John D., M. Heisler und T. H. Wagner. Cost-Related Medication Underuse: Do Patients with Chronic Illnesses Tell Their Doctors? *Archives of Internal Medicine* 2004; 164(16): 1749-55.

6. Piette, John D., M. Heisler und T. H. Wagner. Cost-Related Medication Underuse among Chronically Ill Adults: The Treatments People Forgo, How Often, and Who Is at Risk. *American Journal of Public Health* 2004; 94(10): 1782-87.

7. Mehnert, A. Employment and Work-Related Issues in Cancer Survivors. *Critical Reviews in Oncology/Hematology* 2011; 77(2): 109-30.

8. Schultz, Pamela N. et al. Cancer Survivors: Work-Related Issues. *AAOHN Journal* 2002; 50(5): 220-26.

9. Wirtschaftsverband Emsland e.V. Informationsbroschüre zum neuen Pflegezeitgesetz. https://caritas-dienstgeber.de/fileadmin/user_upload/Service/Glossar/P/BroschuereBerufundPflegePersonaler.pdf; für Österreich finden Sie nützliche Links zum Beispiel über: http://www.arbeiterkammer.at/beratung/arbeitundrecht/krankheitundpflege/pflege/Pflegefreistellung.html (Stand 2013; Zugriff 15.5.2014).

Kapitel 3

1. Zometa ist ein Markenname für Injektionen mit Zoledronsäure (Zoledronat), ein Mittel gegen Osteoporose bei Frauen. Bei Brustkrebs und anderen Krebsformen wird es auch zur Behandlung von Knochenmetastasen eingesetzt.

2. Rolnick, Sharon et al. Patient Characteristics Associated with Medication Adherence. *Clinical Medicine and Research* 2011; 9(3-4): 158.

3. Rolnick, Sharon et al. Barriers and Facilitators for Medication Adherence. *Clinical Medicine and Research* 2011; 9(3-4): 157.

4. Gawande, Atul. *The Checklist Manifesto: How to Get Things Right.* Metropolitan Books, New York 2009: 34.

5. Der Paritätische Gesamtverband (Hrsg.). *Ihre Rechte als Patient. Ein Wegweiser durch das Gesundheitssystem.* C.H. Beck, Berlin, 2. Auflage 2011: 15-17. http://www.der-paritaetische.de/uploads/tx_pdforder/Rechte_Patient_gesamt.pdf.

Kapitel 4

1. Kiecolt-Glaser, J. et al. Hostile Marital Interactions, Proinflammatory Cytokine Production, and Wound Healing. *Archives of General Psychiatry* 2005; 62(12): 1377-84.

2. Coan, James A., Hillary S. Schaefer und Richard J. Davidson. Lending a Hand: Social Regulation of the Neural Response to Threat. *Psychological Science* 2006; 17(12): 1032-39.

3. Thorton, L. M., B. L. Andersen und W.P. Blakely. The Pain, Depression, and Fatigue Symptom Cluster in Advanced Breast Cancer: Covariation with the Hypothalamic-Pituitary-Adrenal Axis and the Sympathetic Nervous System. *Health Psychology* 2010; 29(3): 333-37.

4. Langer, Shelby L., Michael E. Rudd und Karen L. Syrjala. Protective Buffering and Emotional Desynchrony among Spousal Caregivers of Cancer Patients. *Health Psychology* 2007; 26(5): 635-43.

5. Spiegel, D. und J. Giese-Davis. Depression and Cancer: Mechanisms and Disease Progression. *Biological Psychiatry* 2003; 54(3): 269-82.

6. Bishop, N. M. et al. Late Effects of Cancer and Hematopoietic Stem-Cell Transplantation on Spouses or Partners Compared with Survivors and Survivor-Matched Controls. *Journal of Clinical Oncology* 2007; 25(11): 1403-11.

7. Seligman, Martin et al. The Alleviation of Learned Helplessness in Dogs. *Journal of Abnormal Psychology* 1968; 73(3): 256-62.

8. Abramson, L. Y., Martin E. P. Seligman und John D. Teasdale. Learned Helplessness in Humans: Critique and Reformulation. *Journal of Abnormal Psychology* 1978; 87(1): 830-42.

9. Beck, Aaron T. et al. *Cognitive Therapy of Depression.* Guilford, New York 1979.

10. Siegel, Dr. med. Bernie. *Prognose Hoffnung: Liebe, Medizin und Wunder.* Econ, Düsseldorf 1988. Aktuell erhältlich bei Ullstein, Berlin 2006.

11. Byrne, Rhonda. *The Secret – Das Geheimnis.* Goldmann, München 2007.
12. Hapke, U., E. v. der Lippe und B. Gaertner. Riskanter Alkoholkonsum und Rauschtrinken unter Berücksichtigung von Verletzungen und der Inanspruchnahme alkoholspezifischer medizinischer Beratung. Ergebnisse der Studie zu Gesundheit Erwachsener in Deutschland (DEGS1). *Bundesgesundheitsblatt* 2013; 56: 809-813. DOI 10.1007/s00103-013-1699-0. Online publiziert am 27. Mai 2013. Springer, Berlin Heidelberg 2013. Verfügbar auf: http://edoc.rki.de/oa/articles/reUcYxhoIqx2/PDF/2761VkRLqtxBw.pdf (Zugriff 9. Juni 2014).
13. Die Drogenbeauftragte der Bundesregierung. Alkohol: Situation in Deutschland. Pressemitteilung vom 6. Juni 2013. Verfügbar auf: http://drogenbeauftragte.de/drogen-und-sucht/alkohol/alkohol-situation-in-deutschland.html (Zugriff 9. Juni 2014).
14. Hasin, D. S. et al. Prevalence, Correlates, Disability, and Comorbidity of DSM-IV Alcohol Abuse and Dependence in the US. *Archives of General Psychiatry* 2007; 64(7): 830-42.
15. Die genauen Ergebnisse dieser Studie präsentierte Marilyn L. Kwan, PhD, Wissenschaftlerin an der Forschungsabteilung von Kaiser Permanente, Oakland, Kalifornien, im Dezember 2009 auf dem Brustkrebssymposium San Antonio der CTRC-AACR (Cancer Therapy and Research Center – American Association for Cancer Research).
16. Forsyth, C. B. et al. Alcohol Stimulates Activation of Snail, Epidermal Growth Factor Receptor Signaling, and Biomarkers of Epithelial-Mesenchymal Transition in Colon and Breast Cancer Cells. *Alcoholism Clinical and Experimental Research* 2010; 34(1): 19-31.
17. Miller, William R. Are Alcoholism Treatments Effective? The Project MATCH Data: Response. *BMC Public Health* 2005; 5: 76.
18. Hammer, S. B. et al. Environmental Modulation of Alcohol Intake in Hamsters: Effects of Wheel Running and Constant Light Exposure. *Alcoholism Clinical and Experimental Research* 2010; 34(9): 1651-58.
19. Birditt, Kira S. et al. Marital Conflict Behaviors and Implications for Divorce over Sixteen Years. *Journal of Marriage and Family* 2010; 72(5): 1188-1204.
20. Ebd.

21. Eaker, Elaine E. et al. Marital Status, Marital Strain and Risk of Coronary Heart Disease or Total Mortality: The Framingham Offspring Study. *Psychosomatic Medicine* 2007; 69(6): 509-13. Das ist eine ausgesprochen wichtige Erkenntnis. Das Team achtete auch sehr sorgfältig auf den Einfluss von Alter, Blutdruck, Körpergewicht (BMI), Rauchen, Diabetes und Cholesterinwerten.

22. Levant, Ronald F. et al. Gender Differences in Alexithymia. *Psychology of Men and Masculinity* 2009; 10(3): 190-203.

Kapitel 5

1. Devane, Cirran et al. Move More: Physical Activity, the Underrated »Wonder Drug«. *Macmillan Cancer Support* (2011): 1-19. Dieser Bericht unterstreicht Ergebnisse, die im Rahmen von Macmillans umfangreicherem Bericht *(The Importance of Physical Activity for People Living with and beyond Cancer: A Concise Evidence Review)* von 2011 besprochen wurden.

2. Kenfield, S. A. et al. Physical Activity and Survival after Prostrate Cancer Diagnosis in the Health Professionals Follow-Up Study. *Journal of Clinical Oncology* 2011; 29(6): 726-32.

3. Chen, Xiaoli et al. The Effect of Regular Exercise on Quality of Life among Breast Cancer Survivors. *American Journal of Epidemiology* 2009; 170(7): 854-62.

4. Guare, John. *Das Haus der blauen Blätter.* Aus dem Amerikanischen übersetzt von Fred Jacobson. Bloch, Berlin 1972.

5. Ho, Victor W. et al. A low Carbohydrate, High Protein Diet Slows Tumor Growth and Prevents Cancer Initiation. *Cancer Research* 2011; 71(13): 4484-93.

6. Insbesondere die kalifornische Walnusskommission unterstützt Studien, denen zufolge Walnussverzehr das Brustkrebsrisiko senken und das Wachstum von Prostatatumoren hinauszögern könnte. Ehe allerdings Studien vorliegen, die nicht von den Walnussproduzenten finanziert werden, lässt sich schwer feststellen, ob diese Ergebnisse vertrauenswürdig sind. Allerdings ist der Verzehr von Walnüssen wahrscheinlich nicht von Nachteil und könnte von Vorteil sein. Also essen Sie ruhig Walnüsse!

7. Akinsete, J. A. et al. Consumption of High Omega-3 Fatty Acid Diet on Prostate Tumorigenesis in C31 Tag Mice. *Carcinogenesis* 2012; 33: 140-48.

8. El-Mesery, M. E. et al. Chemopreventive and Renal Protective Effects for Docosahexaenoic Acid: Implications of CRP and Lipid Peroxides. *Cell Division* 2009; 4(6): 6; Mac-Lean, C. H. et al. Effects of Omega-3 Fatty Acids on Cancer. *US Department of Health and Human Services, Agency for Healthcare Research and Quality, Evidence Report/Technology Assessment* 2005, Nr. 113.

9. Einer Schätzung nach kommt es bei 50 Prozent der Patienten zu einem »Chemohirn«. Aus wissenschaftlicher Sicht ist dieser Ausdruck jedoch unpräzise, weil kognitive Veränderungen auf so vielen verschiedenen Faktoren beruhen können. Wer sich diesbezüglich gründlicher informieren will, kommt mit einigen aussagekräftigen Studien weiter: Boykoff, N., M. Moieni und S. K. Subramanian. Confronting Chemobrain: An In-Depth Look at Survivors' Reports of Impact on Work, Social Networks, and Health Care Response. *Journal of Cancer Survivorship* 2009; 3(4): 223-32; Hede, Karyn. Chemobrain Is Real but May Need New Name. *Journal of the National Cancer Institute* 2008; 100(3): 162-63; Soussain, C. et al. CNS Complications of Radiotherapy and Chemotherapy. *Lancet* 2009; 374(9701): 1639-51.

Kapitel 6

1. Pennebacker, J. W. und J. R. Susman. Disclosure of Traumas and Psychosomatic Processes. *Social Science and Medicine* 1988; 26(3): 327-32.

2. Booth, Roger J., Keith J. Petri und James W. Pennebaker. Changes in Circulating Lymphocyte Numbers following Emotional Disclosure: Evidence of Buffering. *Stress Medicine* 1999; 13(1): 23-29.

3. Baikie, Karen A. and Kay Wilhelm. Emotional and Physical Health Benefits of Expressive Writing. *Advances in Psychiatric Treatment* 2005; 11(5): 338-46.

4. Spiegel, D. et al. Effect of Psychosocial Treatment on Survival of Patients with Metastatic Breast Cancer. *Lancet* 1989; 2(8668): 888-91.

5. Goodwin, Pamela et al. The Effect of Group Psychosocial Support on Survival in Metastatic Breast Cancer. *New England Journal of Medicine* 2000; 345: 1767-68.

6. Farmer, A. D. et al. Social Networking Sites: A Novel Portal for Communication. *Postgraduate Medical Journal* 2009; 85(1007): 455-59.

7. Bender, Jacqueline L., Maria-Carolina Jimenez-Marroquin und Alejandro R. Jadad. Seeking Support on Facebook. A Content Analysis of Breast Cancer Groups. *Journal of Medical Internet Research* 2011; 13(1): e16.

8. Chou, Wen-Ying Sylvia et al. Cancer Survivorship in the Age of YouTube and Social Media: A Narrative Analysis. *Journal of Medical Internet Research* 2011; 13(1): e7.

9. Linktipps zu Selbsthilfegruppen und Patientenorganisationen finden Sie auf: http://www.krebsinformationsdienst.de/wegweiser/adressen/selbsthilfe.php.

10. Northouse, L. L. et al. Interventions with Family Caregivers of Cancer Patients: Meta-Analysis of Randomized Trials. *California Cancer Journal Clinics* 2010; 60: 317-39.

Kapitel 7

1. Ganz, P. A. et al. Life after Breast Cancer: Understanding Women's Health-Related Quality of Life and Sexual Functioning. *Journal of Clinical Oncology* 1998; 16: 501-14.

2. Stanford, J. L. et al. Urinary and Sexual Function after Radical Prostatectomy for Clinically Localized Prostate Cancer: The Prostate Cancer Outcomes Study. *Journal of the American Medical Association* 2000; 283: 354-60.

3. Messaoudi, R. Erectile Dysfunction and Sexual Health after Radical Prostatectomy: Impact of Sexual Motivation. *International Journal of Impotence Research* 2011; 23: 81-86.

4. Lam, W. W. et al. Trajectories of Body Image and Sexuality during the First Year Following Diagnosis of Breast Cancer and Their Relationship to Six-Year Psychosocial Outcomes. *Breast Cancer Research and Treatment.* (Elektronische Vorabveröffentlichung, Zugriff Dezember 2011.)

5. Ebd.
6. Tessler Lindau, S. A Study of Sexuality and Health among Older Adults in the United States. *New England Journal of Medicine* 2007; (357): 762-74.
7. Dorval, M. et al. Couples Who Get Closer after Breast Cancer: Frequency and Predictors in a Prospective Investigation. *Journal of Clinical Oncology* 2005; 20: 3588-96.

Kapitel 9

1. Kochanek, K. D. et al. Deaths: Final Data for 2009. *Center for Disease Control and Prevention, National Center for Health Statistics*; 60: 3.
2. Silveira, M. J. et al. Advanced Directives and Outcomes of Surrogate Decision Making before Death. *New England Journal of Medicine* 2010; 362: 1211-18.
3. Azoulay, E. et al. Risk of Post-traumatic Stress Symptoms in Family Members of ICU Patients. *American Journal of Respiratory and Critical Care Medicine* 2005; (171): 987-94.
4. Kliniken, Klinikseelsorger und Pflegedienste halten Formulare bereit. Online finden Sie passende Formulare zum Beispiel auf der Seite der Bundesärztekammer: www.bundesaerztekammer.de/page.asp?his=2.60.
5. Glare, P. et al. A Systemic Review of Physicians' Survival Predictions in Terminally Ill Cancer Patients. *British Medical Journal* 2003; 327: 195-98.
6. Gawande, A. Annals of Medicine: Letting Go. *New Yorker,* 2. August 2010.
7. Termel, J. S. et al. Early Palliative Care for Patients with Metastatic Non-small Cell Lung Cancer. *New England Journal of Medicine* 2010; 363: 733-42.
8. Wright, A. A. et al. Associations between End-of-Life Discussions, Patient Mental Health, Medical Care Near Death, and Caregiver Bereavement Adjustment. *Journal of the American Medical Association* 2008; 300: 1665-73.

Schlusswort

1. Dew, J. et al. Give and You Shall Receive? Generosity, Sacrifice, and Marital Quality. *National Marriage Project Working Papier* 2011, Nr. 11-1. Verfügbar auf http://ssrn.com/abstract-1970016. Beachten Sie, dass Großzügigkeit und das, was in der Studie als »großes Opfer« bezeichnet wird, nicht dasselbe sind. Dieselbe Studie ergab, dass größere Opfer in der Ehe – zum Beispiel, dass ein Partner von der Schule abgeht, damit der andere seine Schulausbildung schafft – in der Regel mit geringerer Zufriedenheit mit der Ehe einhergehen.

2. Carstensen, I. et al. Emotional Behavior in Long-Term Marriage. *Psychology and Aging* 1995; 10: 140-49.

Register